ERINNERUNGEN

EINES DEUTSCHEN ARZTES UND HOCHSCHULLEHRERS

1858—1914

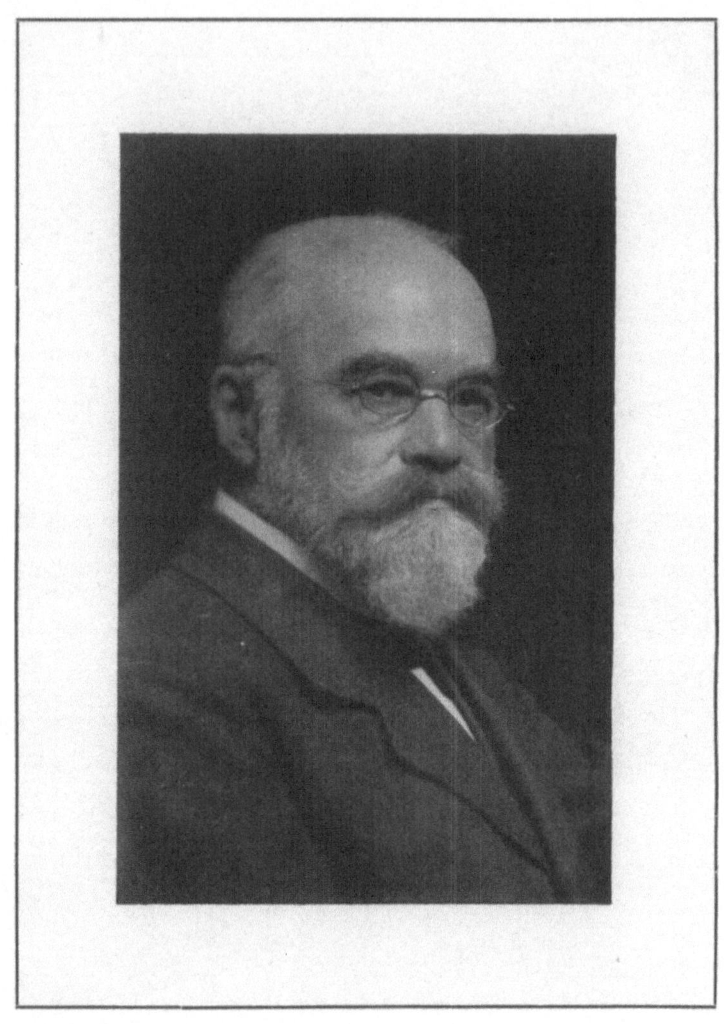

Otto Körner.

ERINNERUNGEN
EINES DEUTSCHEN ARZTES UND HOCHSCHULLEHRERS
1858–1914

VON

Dr. OTTO KÖRNER

PROFESSOR IN ROSTOCK

MIT 9 BILDNISSEN

SPRINGER-VERLAG BERLIN
HEIDELBERG GMBH
1920

ISBN 978-3-642-47221-3   ISBN 978-3-642-47584-9 (eBook)
DOI 10.1007/978-3-642-47584-9
Druck der Universitätsdruckerei H. Stürtz A. G., Würzburg.

DER

UNIVERSITÄT ROSTOCK

ZU IHRER 500-JAHR-FEIER 1919

UND DEM

STÄDTISCHEN GYMNASIUM
ZU FRANKFURT AM MAIN

ZU SEINER 400-JAHR-FEIER 1920

GEWIDMET

Inhaltsverzeichnis.

Vorfahren und Kinderzeit.

Wohl dem, der seiner Väter gern gedenkt!
Goethe, Iphigenie.

Der Stammvater des Frankfurter Zweiges meiner Familie, Johann
Nikolaus Körner, wurde 1710 zu Rodach in Thüringen als drittes von
sechs Kindern eines Schlossermeisters geboren. Wie sein Vater waren auch
sein Grossvater, Urgrossvater und Ur-Urgrossvater Schlossermeister in Rodach
gewesen. 1730, in seinem 20. Lebensjahre, kam er nach Frankfurt am
Main und verschaffte sich seinen Lebensunterhalt als Buchhalter in dem
noch heute bestehenden Scharffschen Eisengeschäft in der Fahrgasse und
später als Kanzlist bei der „Oberrheinischen Kreisdiktatur". Er heiratete
zweimal, 1734 und 1757, erwarb bei der zweiten Vermählung das Frankfurter Bürgerrecht und zeugte vierzehn Kinder, in jeder Ehe sieben.

Da er mit Glücksgütern nicht gesegnet war — sein Vermögen gibt er
selbst 1757 auf 300 Gulden „sowohl baarem Gelde alss Haussrath" an —,
musste er sich den Broterwerb für seine grosse Familie recht sauer werden
lassen. Trotzdem fand er Zeit zum Beobachten, Sammeln und Züchten
von Schmetterlingen und anderen Insekten und kam hierdurch in einen
regen wissenschaftlichen Verkehr mit dem trefflichen Miniaturmaler und
Naturforscher Rösel von Rosenhof, der in seinem prachtvoll illustrierten
Werke „Monatlich herausgegebene Insektenbelustigung" Körners Beobachtungen wiedergegeben hat. Dr. Max Schmidt, Körners Biograph[1]),
hat die wichtigsten dieser Beobachtungen aus dem Röselschen Werke
zusammengestellt. Sie enthalten keine blosse Naturgeschichte, sondern auch
die schlicht erzählten Erlebnisse des Beobachters beim Sammeln und Züchten,
so dass wir seine kleinen Leiden und Freuden mitmachen und an seiner
Spannung und Erwartung, an seinen Entdeckungen und Überraschungen
teilnehmen. Er betrachtete jedes Geschöpf als Teil eines grossen, herrlich
geordneten Ganzen und verlieh seinen Empfindungen des Staunens und der
Bewunderung hierüber oft einen würdigen, mit einem Zuge ungekünstelter

---

[1]) Archiv für Frankfurts Geschichte und Kunst. VI. Band, 1877.

Frömmigkeit gemischten Ausdruck. Von seinen zahlreichen Beobachtungen ist heute noch eine wertvoll: er ist der einzige Gewährsmann für das damals häufige Vorkommen eines, den Mittelmeerländern angehörigen merkwürdigen Insektes, des „wandelnden Blattes" (Mantis religiosa), bei Frankfurt, und auf ihn bezieht sich sein berühmter Zeitgenosse Linné, wenn er von diesem Tiere sagt: „habitat in oriente et australi Europa Franco-furtum ad moenum usque". Der Fundort war nach mündlicher Über-lieferung der Lerchesberg, die Höhe jenseits des Maines, auf welche Goethe Fausts Osterspaziergang verlegt hat. — Johann Nikolaus Körner starb 1773 im Alter von 63 Jahren. Acht von seinen vierzehn Kindern waren ihm im Tode vorangegangen; die übrigen blieben teils unverheiratet, teils starben sie kinderlos, und nur dem jüngsten Sohne, Johann Jakob, der beim Tode des Vaters erst drei Jahre zählte, war es vergönnt, den Stamm fortzuführen.

Auch Johann Jakob Körner (1770—1823) war mit Kindern reich gesegnet; er hatte sechs Söhne und drei Töchter. Wie im Hause des Vaters war auch in dem seinigen stets Schmalhans Küchenmeister. Er betrieb anfangs das Bäckerhandwerk im linksmainischen Stadtteil Sachsenhausen; 1812 gab er es auf und nahm die Torwärter- und Zöllnerstelle am Eschen-heimer Tor an, die ihm ausser freier Wohnung jährlich 150 Gulden Gehalt, 3 Klafter Brennholz und von jedem Einwohner, der noch abends nach Torschluss in die Stadt wollte, einen Batzen ($=$ etwa 12 Pfennige) einbrachte[1]. Trotz dieser dürftigen Einnahme gelang es ihm, seinen Kindern eine für jene Zeit gute Schulbildung zu verschaffen, so dass sie sich frühzeitig selbst weiterhelfen konnten. Die Mädchen arbeiteten schon als Kinder in einem Putzgeschäft und begründeten, kaum selbst erwachsen, eine Kleinkinder-schule, während die Knaben sich mit einer Ausnahme verschiedenen Hand-werken zuwandten.

Diese Ausnahme betraf meinen Grossvater väterlicherseits, Maximilian Körner, geboren 1805. Er erhielt eine Freistelle im Gymnasium und erwarb sich bald die Mittel zu seinem Unterhalte durch Nachhilfeunter-richt schwächerer Mitschüler. Ein schon früh entwickeltes Talent zum Zeichnen und Malen machte es ihm möglich, sich selber einen Schulatlas anzufertigen, weil für die Anschaffung eines solchen kein Geld vorhanden war. 1823 aus dem Gymnasium entlassen, studierte er in Halle und Heidelberg die Rechte und bestand das Doktorexamen in Heidelberg „insigni cum laude". Er hat es zum Senator und zum Präsidenten des

---

[1] Sein Torwärterhaus, direkt vor dem Eschenheimer Turm gelegen, ist 1864 ab-getragen worden. Der Frankfurter Künstler Theodor Reiffenstein hat es im Bilde erhalten.

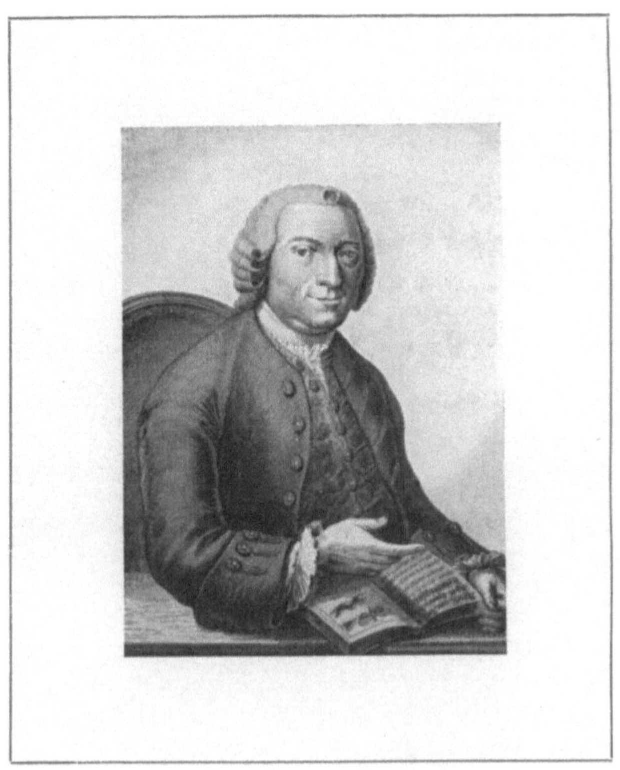

Johann Nikolaus Körner.

J. F. Bergmanns Verlag, München und Wiesbaden.

Appellationsgerichtes seiner Vaterstadt gebracht. 1865 trat er in den Ruhe-
stand und ist 1875 einem Schlaganfalle erlegen. — Seine Frau, Henriette,
war eine Tochter des Amtmanns Luck zu Beerfelden im Odenwald, der
aus der morganatischen Ehe eines Erbacher Grafen stammte. Dieses Grafen-
geschlecht führte seinen Stammbaum bis auf Karl den Grossen zurück.
Auf einen so hohen Ahnen war ich als Kind sehr stolz und betrachtete
sein Standbild auf der alten Mainbrücke stets mit Andacht, bis mich der
Vater belehrte, dass die Erbacher Genealogie der historischen Kritik nicht
standhält. Grossmutter Henriette, gestorben 1868, ist mir als stille, freundliche Frau in Erinnerung. Sie hat ihrem Manne ausser meinem Vater
noch drei Söhne und eine Tochter geschenkt.

Maximilians Bruder Ferdinand, geboren 1807, ist mein Grossvater
mütterlicherseits geworden, da seine älteste Tochter, Elise, 1857 den Ehebund
mit dem ältesten Sohne Maximilians, meinem Vater, schloss. So konnte
die seit Johann Nikolaus im Ahnenplasma der Familie schlummernde
Freude an der Naturbeobachtung nach Überspringen dreier Generationen
von zwei Seiten her auf mich vererbt werden und in mir wieder zur
Entfaltung kommen. Grossvater Ferdinand widmete sich dem Kunsthandwerk,
ging nach damaliger Sitte als Handwerksbursche zu Fuss auf die Wander-
schaft, die ihn bis nach Innsbruck führte, und leistete 1831 den Bürgereid
als Maler- und Lackierermeister. Seine Haupterwerbsquelle war das
Lackieren von Staats- und Privatkarossen für eine Offenbacher Wagenfabrik,
später auch von Eisenbahnwagen für die Reiffertsche Fabrik in Bockenheim. Mehr Freude machte ihm das künstlerische Malen der Wappen
auf Firmen- und Konsulatsschildern und Wagentüren. So hat er auch
das Wappen des preussischen Bundestagsgesandten Otto von Bismarck auf
dessen Wagentüren gemalt. 1862 gab er sein Geschäft auf, da sein Sohn
Theodor, der es hatte fortführen sollen, der Lungenschwindsucht erlegen
war, und widmete sich dem Bauen von Mietshäusern. 1887 ist er, 80 Jahre
alt, an den Folgen eines Schlaganfalls gestorben. — Er war verheiratet
mit Katharina, geb. Schmidt, und hatte ausser der ältesten Tochter Elise,
meiner Mutter, noch zwei Söhne und eine Tochter. Grossmutter Katharina
war eine arme Waise gewesen und ist, als sie durch das blühende Geschäft
ihres Mannes in behaglichen Wohlstand gekommen war, für sich selber
fast übertrieben anspruchslos geblieben, hat aber kein Opfer für die Ausbildung und das Wohlergehen ihrer Kinder gescheut und für deren zahlreiche Freunde und Freundinnen stets ein offenes Haus gehalten. Auch
der folgenden Generation konnte sie noch bis zu ihrem 1875 erfolgten Tode
ähnliche Freuden und Vorteile bieten.

Mein Vater, Wilhelm Körner, geboren 1832 als ältester Sohn Maximilians, wurde wie dieser Jurist. Zur Zeit seiner Berufsausbildung in den 50 er Jahren des vorigen Jahrhunderts kamen die Rechtsgelehrten viel schneller zu Brot als heutzutage. Er hat in Tübingen und Heidelberg studiert, schon am Schlusse seines 5. Semesters den Doktorhut „summa cum laude" erworben und einige Wochen später das Frankfurter Staatsexamen bestanden, worauf er sich sogleich als Advokat (Rechtsanwalt) niederlassen durfte. Nach zwei Jahren trat er als Stadtamtsaktuar in den Justizdienst der freien Reichsstadt, wurde 1864 Stadtamtmann (Amtsrichter) und nach der Annexion Frankfurts im preussischen Dienste später Landgerichtsdirektor und Geheimer Justizrat. Er besass die Gabe der ernsten und heiteren Dichtkunst und der feinen, oft durch köstlichen Humor gewürzten Rede und galt als Muster eines vortrefflichen, menschenfreundlichen Richters. Durch sein Beispiel erzog er mich und meine Geschwister zu strenger Rechtlichkeit und ernster Pflichterfüllung. Was er sonst noch und was die Mutter uns Kindern gewesen ist, soll im weiteren Verlaufe meiner Erinnerungen mit dankbarer Liebe berichtet werden. 1900 ist der Vater, 68 Jahre alt, einer Herzlähmung erlegen. Die Mutter war ihm schon 1885 nach 28 jähriger, überaus glücklicher Ehe entrissen worden.

Aus dieser Ehe bin ich als Erstgeborener am 10. Mai 1858 hervorgegangen. 1859, 1865 und 1868 wurden den Eltern noch drei Töchter beschert, die mit mir fröhlich heranwuchsen. Da ich keine Söhne habe, und der einzige andere Träger des Namens aus meiner Generation unverheiratet geblieben ist, wird der Frankfurter Zweig der Familie Körner bald im Mannesstamme erloschen sein.

Der Hauptschauplatz meiner Kinderspiele war bis 1865 die westliche Innenstadt; dort wohnten wir in der neuen Rothofgasse nacheinander in drei Häusern meines Grossvaters Ferdinand, von denen eins einen grossen Hof, und die anderen geräumige Gärten hatten. Viel grösser war der Garten des Grossvaters Maximilian am Grüneburgweg in der nördlichen Aussenstadt oder, wie man damals sagte, „vor dem Eschenheimer Tore". Auch wir zogen 1865 „vor die Tore", an die Grenze des bebauten Geländes im Westend, zuerst in die Westend-, zuletzt in die Savignystrasse. Da breiteten sich Felder und Wiesen vor uns aus, die sich nach Nordwesten bis zu den blauen Höhen des Taunus zu erstrecken schienen und nur durch das Rödelheimer Wäldchen unterbrochen wurden. Nach Westen reichte der Blick ungehindert bis zu dem damals einzigen Kirchturm von Höchst. Etwa 20 Minuten von unserer Wohnung entfernt stand im freien

Felde der Turm der Galluswarte, und neben ihm lag der Hellerhof mit einem grossen Teiche, aus dem an warmen Frühlingsabenden, wenn der glühende Sonnenball hinter den Bergen verschwunden war, das Quaken der Frösche zu uns herüberschallte.

Während mir nur wenige der Gespielen in Erinnerung geblieben sind, die sich mit mir in ungebundener Freiheit wie Landkinder auf diesem weiten Gebiete[1]) getummelt haben, sehe ich das Gelände noch deutlich in seinem damaligen Zustande vor Augen. Wie hat die Zeit da alles geändert! Die Felder, auf denen wir unsere Drachen steigen liessen, bedeckt jetzt der Hauptpersonenbahnhof; wo wir auf überschwemmten Wiesen Schlittschuh liefen, breitet sich der Güterbahnhof aus; der Hellerhof mit seinem Teiche ist längst verschwunden, und nur die Galluswarte steht noch als Denkmal alter Zeiten inmitten eines neuen grossen Stadtteils zwischen dicht gedrängten Häusermassen versteckt.

Für die Bedeutung Frankfurts als freie Reichsstadt und Sitz des Bundestages fehlte dem Kinde noch das Verständnis, und von den politischen Kämpfen, welche die grossen Ereignisse der Jahre 1866 und 1870/71 vorbereiteten, erfuhr ich wenig. Die Händel der Welt traten zum ersten Male in meinen Gesichtskreis, als ich 1864 für die Verwundeten in Schleswig-Holstein Scharpie zupfen musste. Von den Begebenheiten des Jahres 1866, die Frankfurt um seine Selbständigkeit gebracht haben, sind mir wohl manche Bilder im Gedächtnis geblieben, im ganzen aber kann ich das Selbsterlebte nicht mehr sicher von dem trennen, was ich später über die Ereignisse in jener Zeit erfahren habe. Doch ist es mir noch gut erinnerlich, dass der Vater preussisch, der Grossvater Ferdinand österreichisch gesinnt war. Zerwürfnisse, wie einst in der Goetheschen Familie, sind aber aus dieser entgegengesetzten Parteinahme nicht entstanden.

Die Freuden meiner Kindheit wurden von Anbeginn getrübt durch schwere Sorgen um Leben und Gesundheit meiner Mutter. Seit 1857 hatte sich die Lungenschwindsucht in unsere Familie eingeschlichen und innerhalb dreier Jahre meine Mutter und alle ihre drei Geschwister, sowie die drei Brüder meines Vaters befallen, und in kurzer Frist starben vier von den sieben Erkrankten. Meine Mutter war schon vor ihrer Verheiratung auffallend mager geworden, hatte aber 1858 und 1859 die ersten Wochen-

---

[1]) Der Jurist Fester, der einige Jahre vor mir auf diesem Gebiete gespielt hat, beschreibt einen Teil dieses Geländes ausführlich in seinen „Jugenderinnerungen" (Halle a. S. bei M. Niemeyer, 1911).

betten gut überstanden. Dann war die Krankheit in wenigen Monaten zum völligen Ausbruch gekommen.

Damals galt die Lungenschwindsucht noch fast allgemein für unheilbar. Wohl hatte man bei Leichenöffnungen hier und da abgeheilte tuberkulöse Herde in den Lungen gefunden, aber solche Vorkommnisse als Kuriosa angesehen und nicht weiter über sie nachgedacht. War die Krankheit ausgebrochen, so begnügte man sich damit, das Leiden festzustellen, und überliess die Kranken ihrem Schicksale; höchstens behandelte man sie symptomatisch und schickte die wohlhabenderen in ein warmes Klima. So hatte ein Bruder meines Vaters, Karl, Leutnant im Frankfurter Linienbataillon, nutzlos einen Winter in Algier verbracht, und meiner Mutter Bruder Rudolf, ein talentvoller Maler, war krank nach Italien gezogen, um sein frühes Grab im Schatten der Pyramide des Cestius zu finden[1]). Die übrigen der Krankheit früh erlegenen sind in der Heimat gestorben.

Doch die Erlösung der Ärzte aus ihrer völligen Ohnmacht gegenüber dieser Krankheit war nahe. Ein junger Arzt in dem schlesischen Gebirgsdorfe Görbersdorf, Hermann Brehmer, hatte 1853 den Schluss gezogen: weil zufällige Sektionsbefunde lehrten, dass die Lungentuberkulose in einzelnen Fällen ohne ärztliches Zutun geheilt sei, dürfe man ihr gegenüber nicht mehr untätig bleiben, sondern müsse versuchen, durch rationelle Behandlung mehr Heilungen herbeizuführen. Brehmers nach echt hippokratischen Grundsätzen ersonnene Heilmethode[2]) hat sich glänzend bewährt, wurde aber jahrelang von der ärztlichen Welt bald ignoriert, bald verspottet, ja ihr Verkünder wurde vielfach für einen Scharlatan gehalten, und die preussische Regierung verweigerte ihm lange die Konzession zur Errichtung einer Heilanstalt. Nur wenige Ärzte gewannen schon in den ersten Jahren Zutrauen zu dem kühnen Neuerer, in Frankfurt als erster unser Hausarzt Adolf Schmidt. Er wagte es, die Kranken unserer Familie, zuerst meine Mutter, nach Görbersdorf zu schicken. Die Reise von Frankfurt dorthin erforderte damals noch drei Tage, und alle Welt riet von dem scheinbar unsinnigen Vorhaben ab, einer Sterbenden eine so beschwerliche Fahrt zuzumuten, aber Adolf Schmidt bestand darauf. Als die Kranke durch Wagenfahrten auf die Reise vorbereitet werden sollte, weigerte sich der Kutscher, mit ihr anders als im Schritte zu fahren, und auf der Eisenbahn musste mein Vater hören, dass Leute, die in das gleiche Abteil kamen, entsetzt umkehrten mit der Bemerkung, sie wollten nicht mit einer

---

[1]) Der Friedhof der Protestanten in Rom liegt bei der Pyramide des Cestius.

[2]) Über Brehmers Heilmethode vgl. Flügge, Nachruf an Dr. Hermann Brehmer, Wiesbaden, Verlag von J. F. Bergmann, 1904.

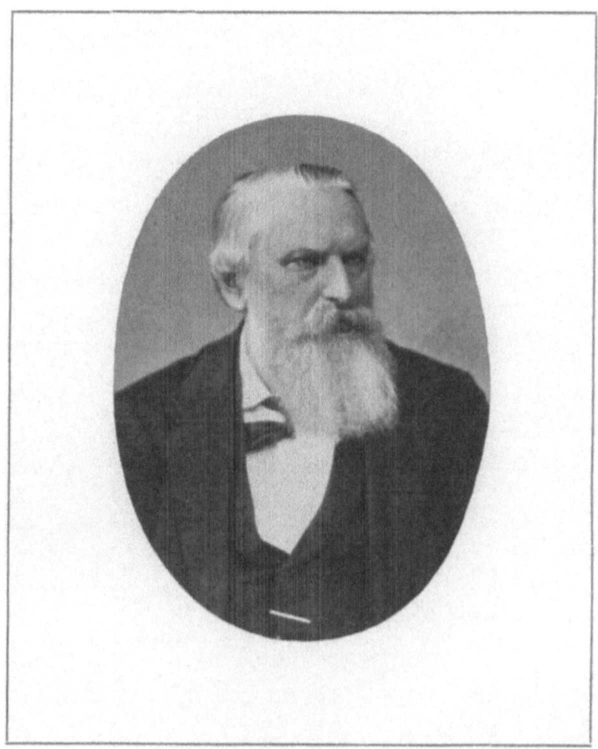

Hermann Brehmer.

J. F. Bergmanns Verlag, München und Wiesbaden.

Leiche reisen. Doch das Wagnis gelang. Nach der ersten Untersuchung in Görbersdorf richtete die Kranke mit Aufbietung des geringen Restes ihrer körperlichen und seelischen Kräfte die bange Frage an Brehmer, ob sie wirklich die Schwindsucht hätte, und er antwortete: „gewiss haben Sie die Schwindsucht, deshalb hat Sie ja Schmidt zu mir geschickt". Diese Offenheit erweckte sofort das volle Vertrauen der Kranken zu ihrem neuen Arzte, und als sie auf die zweite Frage, wie lange sie noch leben könnte, die kurze und bestimmte Antwort erhielt: „25 Jahre", sah sie voll freudiger Zuversicht ihrer Heilung entgegen. Mit diesem Willen zur Genesung war die beste Grundlage zu einer guten Kur gelegt, und Brehmer hat sich bei dem Versprechen einer Lebensverlängerung um 25 Jahre nur um 2 Jahre geirrt! In wenigen Monaten überwand meine Mutter in Görbersdorf das schwere hektische Fieber, die erschöpfenden Nachtschweisse hörten auf, reger Appetit stellte sich ein, und Körperfülle und Leistungsfähigkeit nahmen sichtlich zu; die Krankheit wurde, wie man heute sagt, stationär.

Die Kunde von diesem, damals fast unglaublichen Heilerfolge verbreitete sich schnell in Frankfurt und von da aus weithin. Meine Eltern wurden mit brieflichen Anfragen überschüttet, ob das Wunder wahr sei, von dem man erzählte, und mancher Schwerkranke kam selber, um sich bei meiner Mutter Trost und Hoffnung zu holen.

Brehmer hat wiederholt bekannt, dass das Aufsehen, welches gerade dieser Fall erregt hatte, mächtig zum Siege seiner Bestrebungen beigetragen hat. Er besuchte meine Eltern oft in Frankfurt und eroberte als Lebensretter der lieben Mutter im Sturm unsere Kinderherzen. Ich hatte das Glück, diesen vortrefflichen Mann auch später noch oft zu sehen, zum letzten Male, als ich schon selbst Arzt war. Auf stattlichem Körper trug er einen ausdrucksvollen Kopf, umlockt von langem und vollem schwarzbraunem Haar und Bart. Damit kontrastierten merkwürdig seine hellblauen Augen, die gar freundlich blicken, aber auch scharfe Blitze schleudern konnten. Noch imponierender wirkte seine Erscheinung im Alter, als Haar und Bart schneeweiss geworden waren. Ein neuer Phidias hätte kein würdigeres Vorbild für den olympischen Zeus finden können. Nur wer ihn gekannt hat, kann den faszinierenden Einfluss begreifen, den er auf seine Kranken ausübte.

War nun auch das Leiden meiner Mutter stationär geworden, so traten immer wieder neue Nachschübe auf, die Wiederholungen der Kur nötig machten, und so musste die Kranke in den Jahren 1860—1871 elfmal die lange Zeit von Mai bis Oktober fern von Mann und Kindern in Görbersdorf verbringen. Wir Kinder freuten uns immer schon Monate zu früh auf den Herbst, der uns die Mutter wiederbringen sollte. War sie endlich gekommen, so lebte die ganze Familie nur für sie, und sie lohnte diese Liebe mit um so treuerer Sorge für Mann und Kinder. Gern lauschte ich ihren Erzählungen von Görbersdorfer Leidensgefährten[1]); dabei schlich sich eine tiefe Teilnahme für Menschenleid und -schicksal in die kindliche Seele ein, und alsbald regte sich der Wunsch in mir, später einmal anderen Kindern die Mutter zu erhalten, wie es Brehmer mit unserer Mutter getan hatte, denn „wo sich die Liebe zum Menschen findet", sagt der alte Hippokrates, „da stellt sich auch die Liebe zur Heilkunst ein".

Wenn die Mutter in Görbersdorf weilte, sorgten neben dem Vater und einer liebreichen Tante die beiden Grosselternpaare treulich für uns Kinder. Die Grossväter, noch tatkräftige, aber früh von Berufsarbeiten befreite Männer, hatten Zeit genug, sich der Enkel anzunehmen. Grossvater Maximilian pflegte seinen Garten selbst und hatte eine hübsche Hühnerzucht. Er lehrte uns Kinder die Vögel kennen und beim Nisten beobachten. In geradezu künstlerischen Handarbeiten war er Meister. So hatte er für seine Enkel unter vielem anderen ein Modell der Frankfurter Hauptwache und ein Schattenspiel mit beweglichen Figuren angefertigt, Dinge, die noch heute vorhanden sind und die Bewunderung der Beschauer erregen. Die beweglichen Figuren des Schattenspiels sind teils von solcher Feinheit, dass sie Konewkaschen Silhouetten ähneln, teils Karikaturen von überwältigender Komik. Diese und ähnliche selbstgefertigte Herrlichkeiten erschienen jedes Jahr zu Weihnachten, um dann wieder zu verschwinden; darum waren sie uns immer neu. Gekaufte Spielsachen kannten wir kaum.

Die gleiche Fähigkeit in künstlerischen Handarbeiten besass Grossvater Ferdinand. Er baute mir mit Hilfe meines Vaters eine Lokomotive mit Tender und einen Eisenbahnwagen, der Abteile der drei Klassen enthielt. Die Sitze der 1. Klasse waren mit roten, die der 2. mit braunen Samtpolstern versehen, und die Fenster an den Wagentüren konnten aufgezogen und geschlossen werden. Da fehlte nichts; Trittbretter, Wagenfedern, Schmierbüchsen, Koppelung und Puffer waren vorhanden. Ich

---

[1]) Unter den Bildern von Leidensgenossen, die meine Mutter aus Görbersdorf mitgebracht hat, befand sich auch das des damaligen Hauptmanns in der Gardeartillerie Grafen Waldersee, des späteren Feldmarschalls. Er wurde völlig geheilt, und ich konnte ihm dieses Bild, von dem er keinen Abzug mehr besass, 1898 zurückgeben. Ein anderer, ebenfalls völlig geheilter Leidensgenosse meiner Mutter war Heinrich Seidel, der liebenswürdige niederdeutsche Dichter und Naturfreund. Er hat seine Görbersdorfer Erlebnisse in seinen Lebenserinnerungen („Von Perlin nach Berlin") sehr hübsch erzählt.

erinnere mich noch, wie die Wagendecke aus drei Lagen grosser Zigarren-
kistenbretter zusammengeleimt, dann auf einer Seite befeuchtet und an
der Ofenhitze in die gleichmässige doppelte Wölbung gebracht wurde.
Grosse Freude machte schliesslich der schöne glänzende Lackfarbenanstrich.
Der Tender hatte eine Bremse, bei deren Gebrauch alle Räder, jedes von
beiden Seiten, durch Bremsklötze gefasst wurden. Beim Bau der Lokomotive führte mich der Grossvater oft auf die Bahnhöfe, um mit mir die
Einzelheiten einer so komplizierten Maschine zu studieren. Bei diesem
vortrefflichen Anschauungsunterricht habe ich frühzeitig sehen und vergleichen gelernt, während die Auswahl der zum Bau nötigen Materialien
meine Phantasie anregte, und die Zurichtung des brauchbar gefundenen
meine Handfertigkeit übte, da ich immer helfen durfte, so weit ich es
konnte. Da entstanden aus grossen Zwirnrollen die Zylinder, aus Haar-
nadeln der Rost des Feuerkastens, aus einem alten Schirmgestell die Trieb-
stangen und Ventilhebel, aus winzigen Nägeln die Nieten usw. Was nicht
passte, wurde mit Laubsägen, Zangen und Feilen in die richtige Form
gebracht. Der Windkessel der Lokomotive wurde aus Pappe über einem
Tassenkopf, der Schornstein über einem Stocke geformt. Für den Anstrich
wurde die Bestimmung der Farben mir überlassen; der Windkessel wurde
vergoldet, damit er aussah, als ob er aus Messing wäre. Als das Kunst-
werk, das in der Modellwerkstätte einer Maschinenfabrik kaum schöner
hätte ausgeführt werden können, fertig war, hatte es nur zwei Mängel: es
konnte nicht pfeifen und sich nicht allein fortbewegen, dafür konnte es
aber rauchen; Rauchkerzchen brannten im Feuerkasten und man brauchte
nur die richtige Zugklappe zu stellen, um den Rauch nach Belieben aus
dem Schornstein oder aus dem Windkessel austreten zu lassen.

Als die Eisenbahn vollendet war, hielt mich der Grossvater eifrig
zum Ausmalen von Bilderbogen an und weckte frühzeitig meinen Farbensinn, indem er mich Farben durch Mischen herstellen liess. Vortreffliche
Pariser Aquarellfarben aus dem Nachlasse Onkel Rudolfs waren mir
überlassen, und ich wurde ermahnt, mit so wertvollem Materiale nur saubere
Arbeit zu liefern. So führte ich denn den Pinsel mit äusserster Sorgfalt.
Eine Laterna magica regte mich an, nach eigener Phantasie auf Glas zu
malen, um die Bilder vergrössert an der Wand erscheinen zu lassen, und
die Betrachtung der vielen hinterlassenen Studien, Skizzen und Gemälde
des allzu früh verstorbenen talentvollen Onkels machte dem Fünfjährigen
bald mehr Freude als die buntesten Bilderbücher.

Auch allerlei häusliche Arbeiten habe ich von dem Grossvater gelernt.
So fertigte und befestigte er alle Zug- und Rollvorhänge mit Hilfe der
Hausgenossen und strich die Fussböden mit selbstbereiteten Farben an.

Später übernahm mein Vater einen Teil dieser Arbeiten, und ich selbst habe als Gymnasiast manchesmal spät abends den Fussboden eines eilig ausgeräumten Zimmers mit schnell trocknendem Spirituslack angestrichen und am nächsten Morgen vor der Schule mit dem Vater die Möbel wieder an ihre Stelle gesetzt.

Als Grossvater Ferdinand Häuser bauen liess, sah ich mit Staunen, wieviel er von allen Bauhandwerken verstand. Zur Zeit seiner letzten Hausbauten war ich schon in der Schule, also reif genug, um mir manche handwerklichen Kenntnisse zu erwerben, die mir später, z. B. beim Bau der Ohren- und Kehlkopfklinik in Rostock, gut zu statten kamen. Noch nützlicher war es mir, dass ich durch sein Beispiel den Arbeiterstand achten lernte. Das hat mich befähigt, mir später als Arzt das Zutrauen von Leuten mit geringer Bildung und kümmerlichem Einkommen zu erwerben. —

Eine Schwester meiner Grossväter hatte den Bruder meiner Grossmutter Katharina, Georg Schmidt, geheiratet. Onkel Georg hatte eine Schmiede in Sachsenhausen. Ich sehe den herkulisch gebauten Mann noch vor mir, wie er im Lederschurz und mit aufgekrempelten Hemdärmeln den Hammer schwingend am Amboss stand. Wie stolz war ich, wenn ich den Blasbalg ziehen durfte, so dass das Schmiedefeuer hell auflohte, oder wenn mich der Onkel auf ein Pferd hob, das gerade beschlagen wurde! Ein besonderes Fest für uns Kinder war es, wenn Onkel Georg im Hofe Schweine schlachten liess und die Würste im Waschkessel gekocht wurden; da fielen köstliche Bissen für uns ab.

Dem Sohne Onkel Georgs, Dr. Max Schmidt, der schon als Biograph seines Urgrossvaters Johann Nikolaus Körner genannt wurde, habe ich manche Förderung meiner schon früh zutage getretenen naturgeschichtlichen Liebhabereien zu verdanken. Er war Direktor des Frankfurter zoologischen Gartens und hat sich um die Entwicklung dieser Anstalt grosse Verdienste erworben. Der ältere Garten, an der Bockenheimer Landstrasse, ist mir mit vielen Einzelheiten und dem wesentlichen Tierbestand in lebhafter Erinnerung geblieben, und den neuen, auf der Pfingstweide, habe ich entstehen sehen. Max Schmidts wissenschaftliche Arbeiten haben Anerkennung gefunden, und viele seiner Beobachtungen sind in Brehms Tierleben übergegangen. Er ist 1888 als Direktor des Berliner zoologischen Gartens einem Hirnschlage erlegen. Seinen merkwürdigen Entwicklungsgang vom Gymnasiasten zum Schmiedegesellen und von diesem zum Tierarzt und Naturforscher hat er in einer nicht veröffentlichten Lebensbeschreibung geschildert, die nach letztwilliger Verfü-

gung 50 Jahre nach seinem Tode der Frankfurter Stadtbibliothek über-
wiesen werden soll. Sie enthält unter anderem prächtige Schilderungen
vom Leben und Treiben in Frankfurt um die Mitte des 19. Jahrhunderts,
sowie ein reiches Material zur Geschichte der zoologischen Gärten in Frankfurt und Berlin.

Das alte Frankfurter Gymnasium.

Die Anhänglichkeit an unsere Lehrer
wächst im Quadrate der Entfernungen.

1865 war ich in eine Privatschule gekommen und wurde Ostern 1870,
vom Vater im Lateinischen vorbereitet, in die Quarta des Gymnasiums
aufgenommen.

Das Gebäude des Gymnasiums in der engen und finsteren Predigergasse war Jahrhunderte alt. Lange, dunkle Gänge, ein kleiner, sonnen-
loser Garten mit altertümlichem Brunnen und ein Hof zwischen Häusern
und haushohen Mauern gaben ihm ein düsteres Ansehen. Die Sonne gelangte nur in wenige Klassenzimmer. Die Gasbeleuchtung mit den damals
üblichen, schlecht leuchtenden Schnittbrennern gab uns die Möglichkeit,
an Winternachmittagen einen früheren Schulschluss zu erzwingen, wenn
wir Luft in das Rohr bliesen; dann war es unmöglich, die Lampen anzu-
zünden. Die Öfen ventilierten die Zimmer nicht, weil sie vom Korridor
aus geheizt wurden, und die alten Bänke und Tische waren unserer Körper-
grösse nicht angepasst.

Bei der stetigen Zunahme der Schülerzahl wurden die hygienischen
Missstände des Schulgebäudes immer lästiger empfunden, aber es bedurfte
eines elementaren Ereignisses, um die Verlegung der Schule in bessere
Räume herbeizuführen. Sie lag nämlich im Überschwemmungsgebiete des
Mains, und bei starkem Hochwasser konnten wir nur auf Pritschen hin-
gelangen. Im Februar 1876 stieg das Wasser ungewöhnlich hoch und
erreichte das Erdgeschoss, so dass die dort gelegenen Klassenzimmer nasse
Böden zeigten. Es ging unter uns das Gerücht, einige Schüler wären
hierbei dem Maine mit den Giesskannen und Eimern des Pedellen be-
hilflich gewesen. Ist das richtig, so haben sich diese Missetäter ein grosses
Verdienst erworben, denn die Behörden bekamen nun endlich ein Ein-
sehen und verlegten die Schule noch in demselben Jahr in ein modernes
Schulgebäude mit grossem Hofe zwischen der Junghofstrasse und der
Rothofgasse, an einer Stelle, wo vorher zwei Häuser meines Grossvaters
gestanden hatten.

Die Schüler des Gymnasiums stammten fast alle aus alteingesessenen Frankfurter Familien, und nicht wenige sassen auf den Bänken, die schon ihre Väter gedrückt hatten. In der Klasse herrschte das Prinzip: einer für alle, alle für einen! Konfessionelle Gegensätze, namentlich antisemitische Bestrebungen, waren uns völlig fremd, und durch unser Zusammenhalten entwickelten sich Freundschaften, die im Leben standhielten.

Im Lehren und Lernen gleichen sich heute die deutschen humanistischen Gymnasien wie ein Ei dem andern. Früher, auch noch in meiner Schulzeit, war das anders. Der Kulturhistoriker W. H. Riehl[1]) sagt darüber 1891 in einer anziehenden Schilderung des Weilburger Gymnasiums: „Man rühmt mit Recht die innere Mannigfaltigkeit der deutschen Universitäten, deren jede ihr eigenes Gesicht hat und ihren eigenen Geist, und die darum doch allesamt eine gewisse Familienähnlichkeit nicht verleugnen. Ähnlich war es früher bei den deutschen Gymnasien. Welcher Unterschied zwischen solchen Anstalten, die aus einer althumanistischen oder altprotestantischen Stiftung hervorgewachsen waren oder aus einer Jesuiten- oder Benediktiner-Schule, zwischen solchen, die der pietistischen oder der rationalistischen Zeit des vorigen Jahrhunderts entstammten, zwischen den Gymnasien einer Reichsstadt, eines grossen oder kleinen Landes! wozu sich dann wieder die nachhaltig massgebenden Einflüsse epochemachender Schulmonarchen gesellten. Die lebenskräftige Vielgestalt der deutschen Bildung ist und war ebensosehr durch die scharfgeschnittenen Charaktertypen unserer Gymnasien wie unserer Universitäten bedingt."

Auch das zu meiner Zeit noch einzige Gymnasium in Frankfurt hatte sich einen Rest seiner früheren Eigenart bewahrt, denn von ihm galt noch, was Riehl weiter sagt: „Wenn keine Universität im Lande war, dann pflegte schon vor Jahrhunderten das Gymnasium sich etwas akademischer auszuwachsen, wie wir in den alten Reichs- und Hansastädten sehen, deren stolze Bürger vordem die Gründung von Universitäten lieber benachbarten Fürsten überliessen, dafür jedoch ihre Gymnasien um so reicher ausstatteten und höher hinauftrieben." Gestiftet 1529 oder — nach neuerer Annahme — einige Jahre früher unter der Einwirkung der erneuten Wissenschaft und grosser geistiger Kämpfe hat das Frankfurter Gymnasium von Nesen und Micyllus an bis in das 19. Jahrhundert manchen hervorragenden Forscher zu seinen Rektoren und Lehrern gezählt.

---

[1]) Riehl, Kulturgeschichtliche Charakterköpfe. Stuttgart, 1891.

In den Tagen der napoleonischen Knechtung Deutschlands und seiner Befreiung wirkten hier der Entzifferer der Keilschrift Georg Friedrich Grotefend, der Geograph Karl Ritter und der Historiker Friedrich Christoph Schlosser, jeder von ihnen epochemachend im Kreise seiner Tätigkeit. Und auch in meiner Schulzeit waren, wie wir sehen werden, unter unseren Lehrern nicht wenige, die in ihrem Fache hervorragendes leisteten und in der Wissenschaft eine ehrenvolle Stelle einnahmen.

Eine besondere Eigentümlichkeit hatte sich das Frankfurter Gymnasium noch in den ersten sechs Jahren der preussischen Ära bewahrt; es war bis 1873 ohne Examen ausgekommen. Statt dessen wurde von den Abiturienten eine lateinische Abhandlung über ein selbstgewähltes Thema gefordert; diese und das freie Urteil der Lehrer entschieden über die Reife der Schüler zur Universität. So war die obere Schulbehörde hier ausgeschaltet und hatte dementsprechend nur einen geringen Einfluss auf die Abgrenzung des Lehrstoffes und die Art des Unterrichtes. In verständigen Grenzen herrschte sogar eine gewisse Lernfreiheit, da man Schüler, die sich in irgend einer Richtung über den Rahmen des Unterrichtes hinaus betätigten, hierin eher förderte als zurückhielt, und bei der Beurteilung des einzelnen mehr Wert auf die geistige Reife legte, als auf ein vorgeschriebenes positives Wissen. Der Direktor Mommsen kämpfte jahrelang mit aller Energie für die Erhaltung dieses idealen Zustandes, musste sich aber — leider vor Abschluss meiner Schulzeit — die Einführung der preussischen Schlussprüfung gefallen lassen. Doch hatte das Examen auf die Art des Unterrichtes nur wenig Einfluss, solange die alte Generation von Lehrern am Ruder blieb.

Zur Bewahrung dieses fast akademischen Charakters der Schule half eine Einrichtung, die Mommsen seit 1869 als Gegengewicht gegen die schon damals drohende behördliche Reglementierung des Unterrichtes getroffen hatte. Nach dem Muster der alten Fürstenschulen liess er die Primaner in wöchentlich vier, später zwei Stunden „Privatstudien" nach eigener Wahl betreiben, wobei er sich nicht schulmeisternd, sondern nur helfend betätigte. Die meisten Schüler ergänzten in diesen Stunden kursorisch die Klassenlektüre, manche aber lasen Schriftsteller, die im Unterrichte gar nicht behandelt wurden, und einige trieben Althochdeutsch oder Gothisch. Welchen Nutzen mir diese Einrichtung gebracht hat, will ich später berichten. Nach der Einführung des Examens wusste es Mommsen zu erreichen, dass die Privatstudien beibehalten werden durften.

War ich nun ein würdiger Schüler dieser altehrwürdigen Anstalt?

Vorher, in der Privatschule, hatte ich immer auf der ersten Bank gesessen und war sogar einmal der erste in der Klasse gewesen. Das änderte sich im Gymnasium. In der Privatschule hatte man uns den ganzen Unterrichtsstoff in der Klasse eingepaukt, im Gymnasium aber lag der Schwerpunkt auf der selbständigen häuslichen Arbeit, und ich stand den ungewohnten Hausaufgaben ratlos gegenüber. Da sollte ich schon in Quarta täglich drei Lexika wälzen, um das französische, das lateinische und — allzufrüh — das griechische Lesebuch übersetzen zu können! Der Vater war zu viel beschäftigt, um mich beaufsichtigen zu können, und die Mutter weilte in Görbersdorf. So schob ich nur gar zu oft die Schulbücher zur Seite und vertiefte mich in „Brehms Tierleben" oder beobachtete, wie ein Distelfinkenpaar seine Jungen in der grossen Rosskastanie vor dem Fenster des Grossvaters fütterte, und Rotschwänze ihr Nest in einer alten Gieskanne bauten. Als dann im Juli der Krieg mit Frankreich ausgebrochen war, begriff ich die Grösse der Zeit, gab mich mit ganzer Seele dem Eindruck der gewaltigen Ereignisse hin, lief zu den Truppen-, Verwundeten- und Gefangenenzügen auf die Bahnhöfe, erfreute mich nach dem Eintreffen der grossen Siegesnachrichten an den abendlichen Illuminationen der Stadt — und vergass die Hausaufgaben ganz. Die betrübliche Folge war, dass mir Ostern 1871 ein zweites Jahr in Quarta auferlegt wurde.

Inzwischen war der bisherige Hauptlehrer der Quarta, der alte Hechtel, gestorben. Er war ein origineller, nur allzu gütiger Mann gewesen, der durch seine rein frankfurtische Mundart, die er im Nasentone mit stark geschnurrtem r sprach, stets unsere Heiterkeit erregt, aber nicht verstanden hatte, uns zum Arbeiten anzuhalten. Sein energischer Nachfolger, Bohnstedt, lehrte mich nun lernen, und ich habe die Schule, zwar nicht mit Glanz, aber doch ohne weiteres Sitzenbleiben durchgemacht, obwohl ich schon in der Tertia von neuem in Gefahr geriet, über meine naturwissenschaftlichen Liebhabereien die Schulaufgaben zu vernachlässigen. Diese Gefahr entstand durch die Übersiedelung meines Grossvaters Ferdinand nach Falkenstein im Taunus, denn das Gebirge, „das von Kindheit auf so fern und ernst vor mir gestanden hatte", wurde nun regelmässig besucht und bot mir die herrlichen Schätze einer reichen Flora und Fauna.

Diese naturwissenschaftlichen Liebhabereien wurden durch den vorzüglichen Unterricht in der Naturkunde auf dem Gymnasium mächtig gefördert. Der von uns wie ein Vater geliebte Lehrer dieses Faches, Friedrich Noll, hatte sich als einfacher Elementarlehrer durch Sammeln

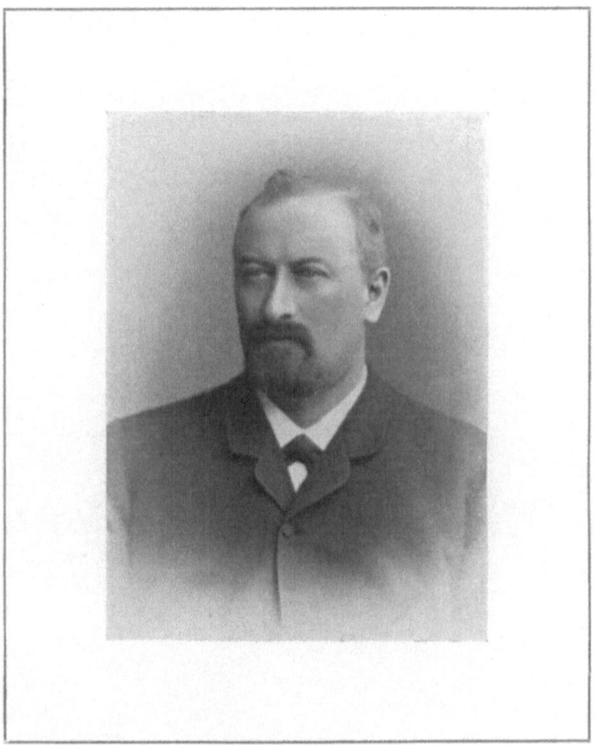

Friedrich Noll.

J. F. Bergmanns Verlag, München und Wiesbaden.

und Beobachten in Wald und Feld und durch fleissige Studien an den Senckenbergischen Anstalten zum selbständigen Forscher heraufgearbeitet und vor der Tübinger naturwissenschaftlichen Fakultät das Doktorexamen bestanden, ohne je eine Universität besucht zu haben. Er plagte uns nicht mit Systematik, sondern lehrte in Anschluss an vortreffliche Demonstrationen vorzugsweise Morphologie und Biologie[1]. Unvergesslich ist mir die instruktive Art, wie er uns in die Lehre von der Metamorphose der Pflanzen einführte, indem er an der Blüte der Nymphaea alba den allmählichen Übergang der Kelchblätter in Blütenblätter und der Blüten blätter in Staubgefässe vorwies.

Warum uns Nolls Unterricht so sehr fesselte, ist mir erst später klar geworden: in seinen Demonstrationen und Vorträgen wiederholte sich vor uns sein eigenes Suchen und Erkennen; was er vortrug, waren Erlebnisse, und die Freude, die er selbst an der gewonnenen Erkenntnis hatte, teilte sich uns unaufdringlich mit: verba docent, exempla trahunt. So angeregt, richtete sich mancher Schüler ein Aquarium ein und durchstreifte sammelnd die an Pflanzen und Tierarten reiche Umgegend. Nicht wenige von uns hörten sogar die zoologischen und botanischen Vorlesungen am Senckenbergianum bei unserem Noll und dem Botaniker Geyler und verschafften sich die von Noll herausgegebene Zeitschrift „Der zoologische Garten". Darin lasen wir mit Erstaunen, wie vieler Entdeckungen im Gebiete der heimatlichen Fauna unser Lehrer sich rühmen konnte, und sein Beispiel erweckte bei mir und anderen den Trieb, selber die Kenntnis unserer Fauna zu bereichern. Mein zoologisch-botanisches Hauptsammelgebiet wurde natürlich die Umgegend von Falkenstein, und die erhofften Entdeckungen blieben auch nicht aus; noch unbeschriebene Arten fand ich zwar nicht, aber doch einige, die in unserer Gegend noch nicht gefunden worden waren[2]. — Nur wer solche Entdeckerfreuden selbst empfunden hat, kann den beseeligenden Genuss würdigen, den sie dem jugendlichen Gemüte bereiten.

Auch für den Formenreichtum und die Farbenpracht unserer Flora und Fauna hat uns Noll die Augen geöffnet und damit unsere Liebe zur Heimat gestärkt. Besonders in der Botanik suchte er Freude an den Farben zu erwecken und unseren Farbensinn auszubilden. Wenn der Herbst das

---

[1] Noll hat seine Unterrichtsmethode, die in ihrer Vortrefflichkeit damals einzig dastand, im Frankfurter Gymnasialprogramm 1878 beschrieben.

Erinnerungen an Noll finden sich in dem Jahresberichte der Senckenbergischen naturforschenden Gesellschaft 1893/94.

[2] Noll nahm einige dieser Beobachtungen in seine Zeitschrift auf, und ich hatte noch 40 Jahre später die Freude, mich in der 4. Auflage von Brehms Tierleben (Lurche und Kriechtiere) zitiert zu finden.

Laub färbte, liess er uns die bunten Blätter sammeln und nach den Farben ordnen, wobei wir die feinsten koloristischen Abstufungen unterscheiden lernten. Wie wichtig solche Fähigkeiten für den späteren Naturforscher und Arzt sind, und wie sehr sie den Natur- und Kunstgenuss eines jeden fördern, braucht kaum erwähnt zu werden. Die Erziehung des Farbensinnes vervollständigte bei mir der vortreffliche Frankfurter Maler Carl Morgenstern, der sich während manchen Sommers in Falkenstein mit landschaftlichen Studien beschäftigte. Ich durfte ihm dabei in den Schulferien tagelang zusehen; der lehreifrige Künstler erklärte mir besonders die feinen Abstufungen der blauen Farbe, in der uns die Ferne erscheint, und weihte mich in die Geheimnisse der farbigen Schatten ein. Als ich fast 40 Jahre später die Abhandlung des Hamburger Galeriedirektors Lichtwark über die Erziehung des Farbensinns gelesen hatte, erinnerte ich mich des Nutzens, den mir Nolls Anregung zur Sammlung des farbigen Herbstlaubes gebracht hatte. Ich sammelte nun wieder in Garten, Wald und Feld, klebte die gepressten Blätter, teils in systematischer, teils in farbenharmonischer Anordnung auf farbigen Karton und stellte mehr als 100 solcher Kartons im Rostocker Kunstverein aus, wo sie grosses Aufsehen erregten und namentlich von Schulen unter Führung der Lehrer besichtigt wurden.

Die durch Nolls Unterricht entflammte Liebe zur Natur und der durch ihn und Morgenstern ausgebildete Farbensinn förderten nun auf eine ganz eigene Art bei mir das Interesse für die römischen und griechischen Schriftsteller: ich begann die Alten mit den Augen des Naturforschers und des Malers zu lesen. Die Bemerkung Cäsars, dass es zu seiner Zeit im germanischen Walde viele Taxusbäume gab, liess mich darüber grübeln, warum diese monumentalen Zierden aus unseren Wäldern fast ganz verschwunden sind, und die phantastische Beschreibung, die der römische Feldherr von den Tieren macht, die einst in Germanien gejagt wurden, regte mich in Obertertia zu einer kleinen Abhandlung an, in welcher ich versuchte, diese Geschöpfe mit noch jetzt lebenden Tierarten zu identifizieren. Als ich in die Welt Homers eingeführt wurde, erregten die herrlichen Naturbeschreibungen in Ilias und Odyssee meine ganze Aufmerksamkeit. In einem Buche des Frankfurter Sprachforschers Lazarus Geiger hatte ich gelesen, das menschliche Auge habe erst allmählich die Fähigkeit erlangt, Farben zu unterscheiden, und noch im homerischen Zeitalter seien die Menschen partiell farbenblind gewesen. Über diese Frage suchte ich mir nun ein eigenes Urteil zu bilden. Nicht weniger fesselten mich die feinen homerischen Beobachtungen aus dem Tierleben. Deshalb habe ich schon auf dem Gymnasium begonnen, die homerische Zoologie gründlich zu studieren und monographisch zu bearbeiten. Die Möglichkeit, eine so zeitraubende Arbeit in den Schuljahren vorzunehmen, war mir durch die schon erwähnte Einrichtung der „Privatstudien" auf dem Gymnasium gegeben. Später, als Student, habe ich dieses Erstlingswerkchen veröffentlicht[1]) und dabei zum erstenmal die stolze ·Freude genossen, dass es nun in der Wissenschaft ein Gebiet gab, in dem niemand besser Bescheid wusste als ich. Seitdem sind mir Ilias und Odyssee treue Begleiter auf dem Lebenswege geblieben. Die Beschäftigung mit ihnen bringt mir noch immer Erholung zwischen den Berufsarbeiten und hat mich zu weiteren Untersuchungen auf dem Gebiete der Natur- und Heilkunde des homerischen, später auch des hippokratischen und aristotelischen Zeitalters angeregt[2]), die von der philologischen Kritik freundlich, z. T. sogar dankbar aufgenommen worden sind. Bei jedem weiteren Schritte in dieser Richtung erkannte ich immer mehr die Richtigkeit des Goetheschen Satzes: „Jedes gute Buch und besonders die der Alten versteht und geniesst niemand, als wer sie supplieren kann; wer etwas weiss, findet unendlich mehr in ihnen, als derjenige, der erst lernen will". Auch glaube ich Herders schönes Wort bestätigt zu sehen: „Wem Homers Muse den Nebel vom Auge nimmt, der gewinnt über die Dinge der Welt eine grosse, weise und am Ende fröhliche Aussicht".

Ausser der Freude an dem Inhalte griechischer und römischer Schriftwerke hat Nolls Unterricht auch mein Interesse für die alten Sprachen selber geweckt, freilich nur in einer Richtung und ohne dass ich mir damals des Zusammenhanges von Ursache und Wirkung bewusst gewesen

---

[1]) „Die homerische Tierwelt", Berlin bei Nicolai, 1880, und Archiv für Naturgeschichte, 1880. — Hierin habe ich zahlreiche Irrtümer von Philologen berichtigt und u. a. bewiesen, dass das Urbild der Skylle ein grosser Kephalopode ist. Was man damals dem Studenten der Medizin nicht glauben wollte, wird jetzt allgemein anerkannt, seitdem der Philologe Steuding (Neue Jahrb. f. Philol. u. Pädag., Bd. 151, S. 185) 15 Jahre nach mir diese Entdeckung noch einmal gemacht hat. Vgl. auch Berger, myth. Kosmographie d. Griechen, Suppl. zu Roschers Mythol. Lexikon, S. 33, Anm. 1.

In derselben Abhandlung habe ich auch gezeigt, dass das homerische Zeitalter bereits eine primitive systematische Gliederung des Tierreichs kannte. 36 Jahre später habe ich dieses System eingehend dargestellt (siehe die nächste Anmerkung).

[2]) „Über die Naturbeobachtung im homerischen Zeitalter." Jahresber. d. Senckenbergischen Naturf. Gesellschaft 1887.

„Die Ohrenheilkunde des Hippokrates." Wiesbaden, bei Bergmann, 1897.

„Wesen und Wert der homerischen Heilkunde." Wiesbaden, bei Bergmann, 1904.

„Die Farbenerscheinungen beim Sonnenaufgange in den homerischen Gedichten". Sitzungsberichte und Abhandlungen d. Naturf. Gesellsch. zu Rostock, 1912.

„Geist und Methode der Natur- und Krankheitsbeobachtung im griechischen Altertum". Rektoratsrede, Rostock, 1914.

„Das homerische Tiersystem und seine Bedeutung für die zoologische Systematik des Aristoteles". Wiesbaden, bei Bergmann, 1917.

wäre. Ich gewann nämlich grosse Freude an der Synonymik und habe
in den Übersetzungen nur selten gegen ihre Regeln verstossen. Eine gute
naturwissenschaftliche Schulung schärft auch den Sinn für die Beobachtung
des Sprachgebrauchs, und so war es die Gewöhnung an die strenge Unter-
scheidung nahe verwandter Tier- oder Pflanzenarten nach allen ihren besonderen Merkmalen, die mir auch in dem Gebrauche sinnverwandter
Wörter den rechten Weg zeigte.

Unter unseren Lehrern der alten Sprachen waren nicht wenige wissenschaftlich tüchtige Männer. Es imponierte uns, dass einer der jüngeren
von ihnen, Alexander Riese, ausserordentlicher Professor an der Heidelberger Universität gewesen war, ehe er an unser Gymnasium kam, und
dass der Ordinarius unserer Unter-Secunda, Rudolf Eucken, der spätere
weltberühmte Jenenser Philosoph, 1871 vom Frankfurter Schulkatheter an
die Baseler Universität berufen wurde. In den kommentierten Ausgaben
des Cäsar fanden wir unseren Professor Eberz als Autorität zitiert,
wo es sich um die gallische Mauer und die Rheinbrücke Caesars handelte,
und in den Homerausgaben kehrte der Hinweis auf die Abhandlung „de
aedibus homericis" unseres alten, weltfremden Professor Rumpf immer
wieder. Mit dem für seine brutale Rücksichtslosigkeit von uns oft durch
himmelschreienden Unfug gestraften Professor Steitz versöhnten uns in
den oberen Klassen seine Eindrücke und Erlebnisse an der Stätte Trojas,
von denen er fesselnd zu berichten wusste, wie auch seine geistvollen Er-
klärungen horazischer und homerischer Stellen. Er hielt streng darauf,
dass wir die alten Schriftsteller nicht nur richtig übersetzten, sondern in
tadelloses Deutsch übertrugen. Dadurch übte er eine tiefdringende sprach-
liche Erziehung auf uns aus; und, wie das immer der Fall sein wird, wenn
man es mit der Sprache ernst nimmt, es war zugleich eine geistige, eine
persönliche Erziehung. Die Schwierigkeit der Sache machte den Erfolg
um so wertvoller. Denn es handelte sich ja um die Wiedergabe von Tatsachen und Geistesbewegungen, die geschichtlich von unserer eigenen
Sprache nie erlebt waren und nun doch in unserer eigenen Sprache zu sach-
gemässem Ausdruck kommen mussten und wirklich zu solchem Ausdruck
kamen. Einen französischen oder englischen Autor übersetzen ist und
bleibt eben ein Kinderspiel gegenüber der Aufgabe, einen der alten Autoren
deutsch reden zu lassen und seine Gedanken in anderen Ausdrücken wieder-
zugeben, so dass sie doch nicht zu anderen Gedanken werden[1]).

---

[1]) Das hier gegebene Urteil über den erzieherischen Wert des guten Übersetzens
der Alten ist der Autobiographie des Rostocker Theologen Hashagen (Aus der Jugendzeit eines alten Pastors, Wismar 1906) entnommen. Es passt ebensogut auf den Unterricht
unseres Steitz wie auf den jenes Bremer Lehrers, der Hashagen unterrichtet hatte.

Erst in Ober-Prima haben wir erfahren, dass auch der Direktor, Tycho Mommsen, als tüchtiger Forscher auf verschiedenen Gebieten — Shakespeare, Pindar, griechische Präpositionen — hervorragte und sogar in jungen Jahren zusammen mit seinem berühmten Bruder Theodor und seinem Freunde Theodor Storm ein Bändchen Gedichte verfasst hatte. Seine Bedeutung für das Gedeihen unseres Gymnasiums ist nur von wenigen erkannt worden; sagte man doch, er hätte nur vier Feinde: die Behörden, die Kollegen, die Schüler und das Publikum! Die Alt-Frankfurter, die jedem von auswärts Gekommenen mit Misstrauen begegneten, verstanden eben sein niederdeutsches knorriges Wesen nicht, aber die Ober-Primaner, die einzigen Schüler, welche Gelegenheit hatten, ihn genauer kennen zu lernen, merkten bald, dass unter seiner rauhen Schale ein trefflicher Kern zu finden war.

Die genannten und einige andere Lehrer brachten uns die alten Sprachen in Grammatik und Stil recht gründlich bei und liessen uns auch einigermassen in den Geist der griechischen und römischen Schriftsteller eindringen. Die älteren von ihnen, wie auch Noll (s. o.) und alle später zu nennenden Lehrer anderer Fächer, waren noch keine Produkte eines geistig nivellierenden Oberlehrerexamens, sondern jeder hatte seinen eigenartigen, bisweilen ganz ungewöhnlichen Bildungsgang durchgemacht. Darum wirkten sie fast alle trotz mancher Schrullen anregend, aber das pädagogische Talent war bei den meisten gering und fehlte einigen ganz, so dass es uns leicht wurde, ihre Mängel und Schwächen auszunutzen, um uns an zeitraubenden Hausaufgaben vorbeizudrücken. So haben wir die „Überbürdungsfrage“, die damals viel Staub aufwirbelte, praktisch gelöst. Am radikalsten war hierbei unser Mitschüler N. N. vorgegangen. Als wir in Sekunda den Herodot zu lesen bekamen, kannte uns der alte, weltfremde und sehr kurzsichtige Professor X., der sonst nur in Prima unterrichtete, noch nicht. Er hatte sich unsere Namen auf einen Zettel geschrieben, den er in seinem Herodot bewahrte, und rief uns nach diesem Dokumente zum Übersetzen auf. Nach der ersten Stunde liess er den Zettel in der Klasse liegen. N. N. benutzte diese Gelegenheit, um seinen Namen, der ganz unten stand, abzuschneiden, und war nun sicher, nicht aufgerufen zu werden, so dass er sich nicht zu präparieren brauchte und die Herodotstunden zur Erledigung anderer Schulaufgaben benutzen konnte. Erst kurz vor dem Semesterschluss präparierte er sich zum ersten und einzigen Male und beklagte sich zu Beginn der Stunde bei dem Professor, dass er während des ganzen Semesters nicht ans Übersetzen gekommen sei. Der Professor bestritt diese Behauptung unter Hinweis auf seinen Zettel, der hinter jedem Namen mehrere Zensuren aufwies.

Als sich aber dabei herausstellte, dass N. N.'s Name gar nicht darauf
stand, wurde der Missetäter sofort ans Übersetzen genommen und bestand
glänzend.

Den Geschichtsunterricht erteilte in den mittleren und oberen Klassen
Theodor Creizenach[1]), bekannt als Dichter und hochverdient als Herausgeber des Briefwechsels zwischen Goethe und Marianne von Willemer.
Von jüdischer Herkunft und in seinen Jugendgedichten ein begeisterter
Vorkämpfer für die Rechte seines Volkes, hatte er später über Spinoza
den Weg zum Christentum gefunden, damit aber seine Stelle als Lehrer
an der jüdischen Realschule verloren. Dann hatte er an einer städtischen
Realschule gelehrt und die belletristische Beilage der „Zeit" (Neues Frankfurter Museum) redigiert, bis ihm der Geschichtsunterricht am Gymnasium
übertragen wurde. Begabt mit umfassendem Wissen und einem erstaunlich
guten Gedächtnisse, dazu ein Meister des klaren, wohldurchdachten und
stets anregenden Vortrages war er für das geistige Leben Frankfurts von
grosser Bedeutung. Die Universität Basel hatte sich vergeblich um ihn
beworben. Sein Geschichtsunterricht war wenig dazu angetan, uns Jahres-
zahlen und Tatsachen für das Examen einzuprägen, aber durch kulturgeschichtliche Ausblicke ungemein fesselnd, und mancher Schüler gewann
durch ihn frühzeitig ein gutes politisches Urteil.

Noch anregender als in der Geschichte unterrichtete uns Creizenach
in der deutschen Literatur. Als feiner Kenner Goethes lehrte er uns in
Stadt und Umgegend alles kennen, was an des Dichters Jugendzeit erinnerte
oder in irgend einer Beziehung zu seinen Werken stand. Durch die so
gewonnene Anschauung trat uns manches in klaren Bildern entgegen, was
anderen nur in halbverwischten Zügen überliefert wird, denn die Örtlichkeit
ist, wie Moltke sagt, sehr oft der fossile Knochenrest, aus dem das Gerippe der Begebenheiten sich herstellen lässt. So liessen uns die Höhen
jenseits des Maines, von denen wir den belebten Fluss und die Stadt vor
uns liegen sahen, an Fausts Osterspaziergang denken, und der Weg fluss-
aufwärts brachte uns in eine weihevolle Stimmung durch die Erinnerung
an den jungen Goethe, der so oft desselben Weges zu Lilli Schönemann
gewandert war, oder an den alternden Dichter des westöstlichen Divan und
Marianne von Willemer auf der nahen Gerbermühle. Für die schlichte
Schönheit des Landschaftsbildes, das sich von der Gerbermühle aus dem
Wanderer damals noch bot, haben uns erst Goethes Verse die Augen.
geöffnet:

----

[1]) Erinnerungen an Creizenach von Moritz Carrière finden sich in Paul Lindaus
„Gegenwart" 1878.

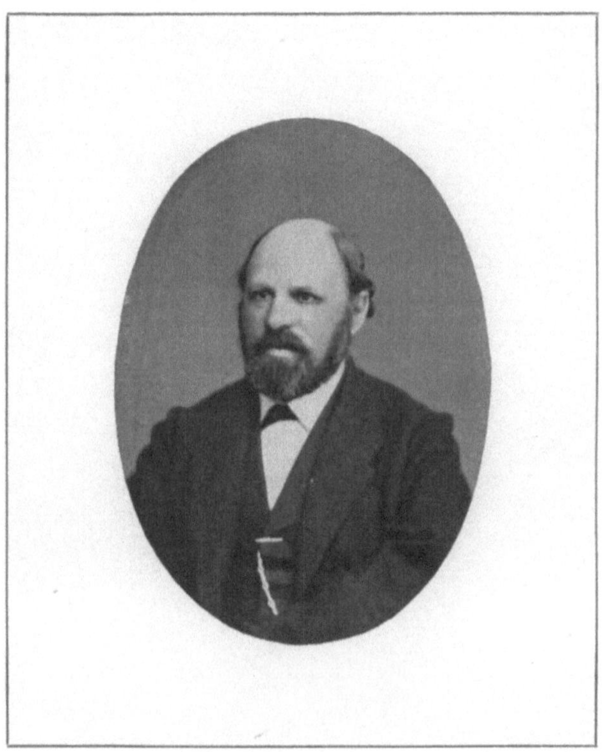

Theodor Creizenach.

J. F. Bergmanns Verlag, München und Wiesbaden.

„Wohlerleuchtet, glühend milde
Zog der Fluss im Abendschein;
Über Brück- und Stadtgebilde
Finsternisse sanken ein."

In Prima war auch der deutsche Aufsatz Creizenach anvertraut. Die Themata wählte der verständige Mann stets so, dass uns aus Lektüre und Unterricht das Tatsachenmaterial reichlich zu Gebote stand, und wir auf breiter Grundlage eigene Gedanken entwickeln konnten. Hiermit hat er uns von der Tortur des sinn- und zwecklosen rhetorischen Aufsatzes erlöst und der Fachabhandlung zugeführt. Er verlangte eine gut disponierte Darstellung, die nur das Wesentliche, und dieses so kurz wie möglich enthielt, sowie eine schlichte, klare Schreibweise, wie sie ihm selbst eigen war. Ich besitze meine Primaneraufsätze noch und bewundere die sorgfältigen Korrekturen Creizenachs und die eingehenden Begründungen seines Urteils.

· Der Lehrer der in Stundenzahl und Unterrichtsziel etwas stiefmütterlich bedachten Mathematik und Physik, Professor Oppel, ursprünglich Theologe, war voller Interessen und Ideen auf mancherlei Gebieten. So hat er z. B. wertvolles Material für das Studium des Frankfurter Idioms[1] gesammelt und war der erste, der subjektive Töne musikalisch analysiert hat[2]. Auch hat er Goldammergesang, Kukuksruf und Amselschlag in ihren vielen individuellen Abweichungen in Notenschrift festgehalten[3] und wertvolle Untersuchungen über Farbenblindheit angestellt[4]. Sein Unterricht förderte mich am meisten da, wo mir sinnliche Wahrnehmungen und körperliche Vorstellungen zu Hilfe kamen, wie besonders in der Stereometrie. In der Physik behandelte Oppel nur die Mechanik gründlich. Sehr dankbar waren wir ihm dafür, dass er uns in die Elemente der Astronomie und physikalischen Geographie einführte.

Übrigens gehörte Oppel zu den Lehrern, welche die Dinge sahen, wie sie waren. Die Weltfremdheit des Direktors und eines unserer Philologen belustigte ihn, was er uns nicht verbarg. Als einmal während der Pausen in den Klassen zu viel gelärmt worden war, verordnete der Direktor, jeder Lehrer solle in der Klasse bleiben, bis er von dem Kollegen abgelöst werde, der die nächste Stunde zu halten habe. Am anderen Tage hatten wir in Oberprima die erste Stunde bei Oppel und die zweite bei dem alten Professor X., während in Unterprima X. die erste und Oppel die

---

[1] Dieses Material befindet sich im Frankfurter städtischen Archiv.
[2] Poggendorffs Annalen, CXLIV, 1872, S. 476.
[3] Zoologischer Garten 1869 und 1871.
[4] Jahresbericht des Frankfurter physikalischen Vereins für 1859—60.

zweite Stunde zu geben hatte. Als die Pause kam, verkündete uns Oppel mit lächelnder Miene den Ukas des Direktors, fügte hinzu, dass er denselben vergeblich für unausführbar erklärt hätte, und sagte: „jetzt bleibe ich hier, bis Professor X. kommt, aber der kann nicht kommen, weil er in Unterprima warten muss, bis ich ihn dort ablöse". Nach langem, vergeblichem Warten — die Pause war längst vorüber — schickte Oppel einen von uns nach Unterprima und liess X. bitten, ihn abzulösen. Der Bote kam lachend zurück und meldete, Professor X· habe in entrüstetem Tone gesagt, kein Mensch würde ihn überreden können, den Posten zu verlassen, der ihm von dem Herrn Direktor angewiesen sei! Schliesslich machte Oppel der Komödie ein Ende und löste den gewissenhaften Mann ab. Der Direktor aber widerrief noch desselbigen Tages seinen Ukas.

Im Religionsunterricht hat man uns mit rein dogmatischen Erörterungen verschont, und der Katechismus ist niemals in unsere Hände gekommen; man setzte wohl voraus, dass er im Konfirmandenunterrichte behandelt würde. Die umgekehrte Meinung muss aber der Pfarrer Kirchner gehabt haben, der mich konfirmierte; jedenfalls habe ich den Katechismus in der ganzen Schulzeit nicht zu sehen bekommen. Mit dieser Unkenntnis erregte ich einmal als Ober-Sekundaner das Entsetzen eines Theologen. Dieser hatte gesprächsweise bemerkt: „was ist das? sagt Dr. Martin Luther", worauf ich ihn ganz harmlos fragte, bei welcher Gelegenheit Luther das gesagt hätte. Gut war in Oberprima der Unterricht in der ältesten Kirchengeschichte; ihm verdanke ich ein lebhaftes Interesse am Urchristentum, das auch heute noch nicht erloschen ist.

Um das Bild des alten Frankfurter Gymnasiums zu vervollständigen, will ich noch wenige Worte über den Betrieb der übrigen Unterrichtsgegenstände beifügen.

Die neuen Sprachen wurden wie die alten vorzugsweise grammatikalisch betrieben; Gewandtheit im französisch und englisch Sprechen wurde uns nicht beigebracht.

In Sekunda unterrichtete uns der Direktor im Mittelhochdeutschen.

Geographie wurde in wenigen Stunden nur lückenhaft gelehrt.

Der Unterricht im Zeichnen war fakultativ und wurde eine Zeit lang von dem tüchtigen Landschaftsmaler Adolf Höffler erteilt. In Sekunda und Prima war ich der einzige Schüler, der daran teilnahm; ich arbeitete in Kreide und in Sepia nach Gipsmodellen und Schädeln. Für die zukünftigen Mediziner sollte dieser Unterricht obligatorisch sein, denn er übt die Hand zu feinem Arbeiten noch mehr als das Auge zu richtigem Sehen.

Turnunterricht hatten wir in allen Klassen, doch wurden in Sekunda und Prima die Turnübungen durch das Florettfechten vollständig verdrängt. Diese treffliche Leibesübung habe ich noch 20 Jahre später eifrig mit Kollegen und Assistenten betrieben.

Anfang April 1878 bestand ich das Abiturientenexamen. Die feierliche Entlassung aus der Schule erfolgte an historischer Stelle, im Kaisersaale des Römers, wo alle Schulakte abgehalten wurden.

Getreu dem Spruche, der auf der alten Schulfahne stand: non scholae sed vitae, hat unser Gymnasium seine Zöglinge für Leben und Wissenschaft vortrefflich vorbereitet, denn es lehrte uns beobachten, denken und selbständig arbeiten und bewahrte uns vor dem dilettantischen Naschen in allen möglichen Wissensgebieten, das den Geist zerstreut und das Urteil abschwächt. Dass viele in Amt und Würden stehende ehemalige Schüler so fühlten, kam zum deutlichen Ausdruck bei dem 350jährigen Jubiläum der Anstalt, das am 4. Oktober 1879 durch einen Kommers gefeiert wurde. Freilich bekannten dabei einige alte Herren, wie schwer der Weg durch diese Schule gewesen war, und einer erinnerte an die Heineschen Verse:

> Anfangs wollt' ich fast verzagen
> Und ich glaubt', ich trüg' es nie!
> Schliesslich hab' ich's doch getragen,
> Aber fragt mich nur nicht wie!

Die lebhafteste Zustimmung fand aber ein anderer Festredner, der auseinandersetzte, wie die Anhänglichkeit an seine Lehrer „im Quadrate der Entfernungen" gewachsen sei. Er meinte es ernst, und die Versammelten haben es auch so verstanden.

Dass das Lob unserer alten Schule berechtigt ist, haben Sachverständige bezeugt. So Theodor Creizenach. Als das Gymnasium am 22. März 1873 im Kaisersaale des Römers zum ersten Male den Geburtstag des alten Kaisers Wilhelm öffentlich feierte, hat er in seiner Festrede gesagt: „Keine deutsche Stadt hat im Verhältnisse zu ihrer Einwohnerzahl eine so volle Reihe bedeutender Lehrer an die Hochschulen Deutschlands und sogar des Auslands gesandt; keine nicht akademische Stadt zeitigte soviele schöne Leistungen und Werke im Gebiete der Naturlehre wie der Sprach- und Geschichtsforschung. Es ist nicht zuviel gesagt: wo immer die deutsche Wissenschaft einen mächtigen Anflug nahm, war das Frankfurter Gymnasium dabei."

Während Creizenach zu einem solchen Werturteil durch seine staunenswerte Literatur- und Personenkenntnis befähigt war, ist der grosse Wiener Chirurg Theodor Billroth[1]) auf statistischem Wege zu einem für unser Gymnasium ebenso ehrenvollen Urteile gekommen. Er hat 1876 die Heimat aller damaligen deutschen Universitätsprofessoren der Natur- und Heilkunde festgestellt und gefunden, dass die freie Stadt Frankfurt „am glänzendsten" dastand mit neun Professoren. Wilhelm Stricker[2]) hat in demselben Jahre noch zwei von Billroth übersehene Naturwissenschaftler, ferner einen Theologen, einen Juristen, zwei Philologen und einen Historiker beigefügt, so dass die Zahl der auf dem Frankfurter Gymnasium vorgebildeten unter den damals an deutschen Universitäten lehrenden Professoren 16 betrug![3]). Mögen auch die Senckenbergischen Anstalten in manchem der späteren Naturforscher und Mediziner die Liebe zur Wissenschaft geweckt haben, so hat doch auch das Gymnasium dabei seinen Anteil gehabt, weil es seinen Schülern die Freiheit liess, sich Studien zuzuwenden, die über die Schranken der Schulbildung hinausgingen.

Seit Billroths Ermittelungen hat sich die Zahl der im alten Frankfurter Gymnasium vorgebildeten Universitätslehrer noch sehr stark vermehrt, denn manches Samenkorn, das z. B. Creizenach und Noll ausgestreut hatten, ist erst später aufgegangen. Es wäre eine lohnende Aufgabe, auch einmal die vielen Schüler der Anstalt zusammenzustellen, die Grosses in anderen als akademischen Stellungen erreicht haben; erst dann würde man die Vortrefflichkeit unserer Schule aus ihren Früchten ganz erkennen.

---

[1]) Billroth, Lehren und Lernen, Wien 1876.

[2]) Im Frankfurter Journal vom 16. VIII. 1876.

[3]) Die berühmtesten darunter sind der Chemiker Friedrich Wöhler, der Zoologe August Weismann und der Botaniker Anton de Bary. — Nicht mitgezählt sind die an ausländischen Universitäten lehrenden Frankfurter Moritz Schiff, Physiologe in Genf und Hugo Schiff, Chemiker in Turin. Vgl. hierzu auch E. Rödiger „Zusammenstellung der Frankfurter, welche vom 15. bis 19. Jahrhundert Hochschullehrer oder Mitglieder von Akademien der Wissenschaften geworden sind", im 46. Bericht der Senckenbergischen naturforschenden Gesellschaft (1916) S. 131—138.

Leben und Treiben neben der Schule. Unser Elysium in Falkenstein.

Aus der Jugendzeit
Aus der Jugendzeit
Klingt ein Lied mir immerdar;
Oh wie liegt so weit,
Oh wie liegt so weit,
Was mein einst war!
Rückert.

Ausser Familie und Schule bildet uns in der Jugendzeit am meisten der freundschaftliche Umgang mit tüchtigen Menschen. Besonders sei hier der musikalischen Familie des Konsistorial- und Justizrates Dr. Joseph Diehl in dankbarer Erinnerung gedacht. Sie führte uns einen Kreis lieber, sangesfreudiger Mädchen und junger Männer, meist Architekten, zu. Der genialste unter ihnen war Friedrich Thiersch, später weit berühmt als Professor der Architektur in München. Das muntere Treiben mit diesen lieben Leuten, vielfach gewürzt durch musikalische und theatralische Aufführungen, belebte im Winter unser Haus in der Stadt und erfreute uns auch oft während des Sommers in Falkenstein.

Veranlassung zum Bau unseres schon erwähnten Falkensteiner Hauses hatte die Krankheit meiner Mutter (s. S. 5) gegeben. Im Anfang der 70er Jahre hatte der später weltberühmte Laryngologe Moritz Schmidt, der Sohn unseres Hausarztes Adolf Schmidt, die Gründung einer Lungenheilanstalt in Falkenstein angeregt. Kaum hatte mein Grossvater Ferdinand von diesem Plane gehört, so beschloss er, dort für sich und die Seinen ein Heim zu schaffen, damit meine Mutter in Zukunft nicht mehr allein nach dem fernen Görbersdorf zu reisen brauchte, sondern ganz nahe der Heimat und im Kreise von Familienmitgliedern die Vorteile der neuen Heilanstalt ausnützen könnte.

Dort habe ich während 13 Sommern Schul- und Universitätsferien und in den Schuljahren auch die Sommer-Sonntage verbracht. An den sehnlichst erwarteten Samstagen eilten wir Geschwister mittags so schnell wie möglich aus der Schule und hatten nur die eine Sorge, der Vater könnte zu spät für den nächsten Zug vom Gerichte loskommen. Anfangs mussten wir den Weg über Soden nehmen, denn die Bahnen nach Cronberg und Königstein, die näher an Falkenstein enden, wurden erst später gebaut. Von Soden stiegen wir nordwärts bergan, bis wir nach etwa einer Stunde die Höhe erklommen hatten. Da lag nun vor uns das Städtchen Königstein, malerisch gekrönt von den Ruinen seiner Feste, und im Hintergrunde erhoben sich in schön geschwungenen Linien die waldigen Rücken des Altkönigs und Feldbergs. Etwas weiter nach Osten schaute hinter dem Falkensteiner Berge das Dach unseres Hauses heraus; schon rauchte der Schornstein, und eine halbe Stunde später sassen wir, von der Mutter und den Grosseltern freudig begrüsst, am Kaffeetisch. Dann ging es hinaus auf die Veranda, und das Auge ruhte auf einem prächtigen Landschaftsbilde. Eine mächtige Wiese, beiderseits umrahmt von waldigen Höhen, senkt sich vor uns in mässigem Falle herab; aus ihr erhebt sich die Cronberger Höhe, geziert mit der alten Ritterburg und bedeckt von einem Walde mächtiger Kastanien[1]), hinter denen die bunten Dächer des Städtchens freundlich hervorleuchten. Darüber hinaus schweift der Blick in die weite Mainebene. Da liegt im Südosten vor uns, leicht verschleiert, die grosse Stadt, der wir entflohen sind, nach Osten hin, bei klarem Wetter noch mit unbewaffnetem Auge erkennbar, Hanau, und nach Süden Darmstadt. Hier und da blitzt das Silberband des Mains auf und in weiter Ferne schliessen die Höhen des Spessarts und Odenwalds mit blauem Saume das fesselnde Bild ab[2]). Wenn der Abend gekommen ist, huschen Glühwürmchen durch das Dunkel, und unter dem Sternenhimmel schimmert in der Tiefe das gewaltige Lichtermeer der vielen Städte und Städtchen. Hatten wir Gäste bei uns, so wurde dann wohl auch das grosse Fernrohr aufgestellt und die Jupitermonde, die Ringe des Saturn und die Mondkrater vor die erstaunten Augen gerückt.

Das häusliche Leben in Falkenstein wusste die Mutter trotz ihres Siechtums für uns und unsere oft zahlreichen Gäste behaglich zu gestalten. Aber nicht nur das Zusammensein mit ihr erfreute uns in diesem Paradiese; auch der Vater, befreit von der stets übermässigen Last seines Berufes, gehörte hier uns und der Mutter allein. So lange seine Gerichtsferien mit meinen Schul- und Universitätsferien zusammenfielen, liessen wir kaum einen Tag vergehen, ohne das Gebirge zu durchstreifen. Anfangs nahmen wir immer den Kompass und die grossen Messtischblätter des Generalstabs im Massstabe von 1:25000 mit und lernten die Entfernungen und Steigungen aus der Karte abschätzen und ferne Berge durch Vergleichen ihrer Gestaltung mit den Höhenkurvensystemen richtig erkennen; es war das eine treffliche Schulung des plastischen Sehens und Denkens. Bald gab es in weitem Umkreise keine Höhe mehr, die wir nicht erklommen, kein Tal mehr, das wir nicht durchwandert hatten. So konnte ich gleichgesinnten Freunden, die mich in Falkenstein besuchten, als Führer dienen, um sie in die Geheimnisse der Gebirgsflora und -fauna einzuweihen.

---

[1]) Cronberg ist der nördlichste Ort, an dem die essbare Kastanie grosse waldartige Bestände bildet.

[2]) Ein Ölgemälde von H a n s T h o m a in der Hamburger Kunsthalle hat dieses Landschaftsbild festgehalten.

Meine naturgeschichtlichen Liebhabereien, von denen ich schon einiges auf Seite 5 ff. mitgeteilt habe, fanden freilich nicht bei allen unseren Gästen in Falkenstein Beifall; ich musste sie manches Mal gegen den Spott lieber Mädchen verteidigen, die nicht begreifen wollten, wie man Freude an „Unkräutern" und „ekelhaftem Gewürme" haben könnte. Dieses halb scherz-, halb ernsthafte Geplänkel war mir Ehren- und Herzenssache zugleich, und gern belohnte ich die bekehrten Schönen, indem ich ihnen zeigte, wie das reizende Pflänzchen Sonnentau Fliegen fängt oder wie die Orchideenblüten durch die Vermittelung von Insekten befruchtet werden. Viele Jahre später habe ich bei Heinrich Seidel gelesen, wie der Held seiner hübschen Erzählung „Odysseus" — offenbar Seidel selber — gleiche Kämpfe mit dem schönen Geschlechte siegreich bestanden hat.

Schwerer wogen die Bedenken des Vaters gegen meinen natur-geschichtlichen Übereifer; vor allem fürchtete er, dass ich darüber die Schulaufgaben vernachlässigen könnte. Aber der verständige Mann hielt mich nur zurück, ohne mich zu hemmen, und half mir so, das richtige Verhältnis zwischen Pflicht und Neigung einzuhalten. Besonders warnte er mich vor der Überschätzung meiner naturgeschichtlichen Kenntnisse; was ich so eifrig betreibe, sei nur die Betätigung einer Liebhaberei ohne wissenschaftliche Gründlichkeit. In der Tat schien mein Botanisieren systemlos zu sein; da mich aber dabei vorzugsweise das Schönheitsgefühl leitete, war es nicht ohne selbsterzieherischen Wert. Pflanzenfamilien, die sich durch elegante Blattformen auszeichnen, wie die Farne und Leber-moose, oder durch Gestalt und Färbung der Blüten auffallen, wie die Orchideen, sammelte ich vollständig, aber unscheinbare Gräser und Kräuter kümmerten mich wenig. Am meisten zogen mich charakteristische Vegeta-tionsbilder an, so die Flora der Schutthalden am Rande der wachsenden Grossstadt mit Nachtschatten, Bilsenkraut und Stechapfel zwischen Ar-temisia- und Chenopodiumarten, und ganz besonders die reich entwickelte Moor- und Wasserflora auf feuchten Bergwiesen, in Sümpfen und Tümpeln. Der Buchrainweiher am Waldrande bei Offenbach wurde in Gesellschaft gleichstrebender Freunde häufig besucht, und zwischen Sachsenhausen und der Gerbermühle, da wo heute der Vieh- und Schlachthof liegt, lockten uns stille, weidenumsäumte Randtümpel des Mains, deren Fauna und Flora Noll anschaulich beschrieben hat [1]. An solchen Orten traf ich auch, was mich vom Tierleben am meisten fesselte, das geheimnisvolle Treiben der Wassertiere. Mancherlei kleine Fische, alle vier einheimischen Molcharten, ferner Insektenlarven, Kruster, Fluss- und Teichmuscheln, Wasserschnecken.

---

[1] Der Zoologische Garten, Jahrgang 1870, S. 167.

Moostierchen, Süsswasserschwämme und Armpolypen pflegte und züchtete
ich in Zimmeraquarien und sorgte dafür, dass der Pflanzen- und Tierbestand dieser „Wassergärtchen" biologisch zusammenpasste und das un-
gekünstelte Bild hübscher Unterwasseridylle darbot. Mehr denn 30 Jahre
später führte mich das Sonderfach, dem ich mich gewidmet hatte, zur
Aquariumpflege zurück, als ich die Frage zu klären suchte, ob die Wassertiere hören können[1]). Diese Studien und Versuche haben mich mehr
beglückt als manche praktisch wichtigeren, weil sie die Erinnerung an
stille Freuden meiner Jugend wachriefen.

Kaum war die Falkensteiner Lungenheilanstalt eröffnet, da starb ihr
ärztlicher Leiter, und es galt, schnell für einen guten Ersatz zu sorgen.
Auf den Rat meiner Mutter berief Moritz Schmidt den meinen Eltern
aus Görbersdorf befreundeten Assistenten Brehmers, Peter Dettweiler.
Er selbst und manche früheren Görbersdorfer Patienten, die ihm nach
Falkenstein gefolgt waren, pflegten nun ihre freundschaftlichen Beziehungen
zu meiner Mutter und tauschten mit ihr Görbersdorfer Erinnerungen aus.
Da wurde auch der literarische Kampf um Brehmers pathogenetische
Anschauung und Heilmethode lebhaft verfolgt und besprochen, und, so
angeregt, las ich schon als Tertianer Brehmers auch für Laien verständ-
liches Buch: „Die chronische Lungenschwindsucht und Tuberkulose der
Lunge, ihre Ursache und ihre Heilung, Berlin 1869". Es war für mich
wertvoll, dass dieses erste medizinische Buch, das in meine Hände fiel, den
hippokratischen Geist atmete, wie wenige andere. Die Disposition zur
Lungenschwindsucht sah Brehmer in einem Missverhältnis zwischen einem
zu kleinen Herzen und zu grossen Lungen. Darum suchte er die Herztätigkeit anzuregen, damit die Lungen besser ernährt würden. Der Aufenthalt im Gebirge schien ihm hierzu besonders tauglich; wusste man doch,
dass der geringere Luftdruck in der Höhe die Herztätigkeit beschleunigt,

------

[1]) „Können die Fische hören"? in der Festschrift zum 70. Geburtstage von August
Lucä, Berlin, Verlag von Julius Springer, 1905.

„Reaktionen auf Schallreize bei Tieren ohne Gehörorgane." Zentralblatt für Physiologie Bd. XXIII, Nr. 17.

„Über das angebliche Hörvermögen der Fische, besonders des Zwergwelses (Amiurus
nebulosus)", Zeitschrift für Ohrenheilkunde, Bd. 73, 1916.

„Vermittelt das Labyrinth der Fische Gehörswahrnehmungen?" Die Naturwissenschaften, 1919, S. 378.

„Ein neuer Versuch zur Entscheidung der Frage, ob das Labyrinth der Fische Gehörswahrnehmungen vermittelt", (mit K. Grünberg), Zeitschrift für Ohrenheilkunde,
Bd. 79, 1920.

und die Tatsache, dass die Gebirgsbewohner von der Lungenschwindsucht nahezu verschont bleiben, liess eine günstige Wirkung des Höhenklimas auch auf die schon ausgebrochene Krankheit erwarten. Da nun einige Gegner Brehmers meinten, so geringe Höhenlagen wie die von Görbersdorf und Falkenstein seien hier wirkungslos, untersuchte ich den Einfluss der Höhenlage auf meine Pulsfrequenz, indem ich monatelang jeden Morgen sogleich nach dem Erwachen in Frankfurt wie in dem 400 m höher gelegenen Falkenstein meinen Puls zählte, um Durchschnittszahlen seiner Frequenz für Gebirg und Ebene zu erhalten, und verglich auch stets meine Pulsfrequenzkurven mit den Kurven des Barometerstandes.

So hat mich der Umgang mit Kranken zu ärztlichen Studien geführt, lange bevor ich die Universität bezog.

Universitätsjahre.

> „Wir lugen hinaus in die sonnige Welt
> Allzeit mit lachenden Augen:
> Des fahrenden Volkes durstigem Schlag
> Mag Frohes und Freies nur taugen.
> Wir wandern und singen und, naht sich das Glück,
> So packen wir's hurtig beim Kragen
> Und trinken den Wein und küssen die Maid
> Und lassen den Eulen das Klagen."
>
> Studentenlied.

1. In Marburg.

Dass ich meine Studien in Marburg beginnen durfte, halte ich für ein grosses Glück. Denn nicht nur waren die Professoren, in deren Händen dort die erste grundlegende Ausbildung der Mediziner lag, gute, ja zum Teil vortreffliche Lehrer, sondern auch der Student galt da mehr als an den meisten übrigen Hochschulen, und das Studentenleben war urwüchsig und auch innerhalb der Korporationen einfach. „Manche deutsche Stadt hat eine Universität, aber Marburg ist eine", schreibt ein begeisterter Musensohn[1]), „denn hier gehört alles, vom Rektor bis zum Stiefelwichser, zur Universität, durch die engen Gassen weht der Geist Philipps des Grossmütigen, und die alten hohen Häuser machen ehrwürdige Gesichter". Dazu kommt die reizvolle Umgebung der Stadt. Sie lockte uns zum Wandern und fügte zu den Entdeckerfreuden der zoologischen und botanischen Exkursionen den stetigen Genuss einer heiteren wechselvollen Landschaft. In hellen Sommernächten bestiegen wir gern die nahen Waldeshöhen; tief

---

[1]) Dr. Eduard Helmer (Ernst Koch) in: Prinz Rosa Stramin, 2. Auflage, Göttingen, 1857.

unter uns ragten die schlanken Türme der Elisabethkirche, durch das mondhelle Tal wand sich das Silberband der Lahn, und vom Schlossturme schwebte allabendlich der melancholische Klang eines Hornes herüber. Und wenn im Winter der Rauhreif Berg und Wald in blendendes Weiss gehüllt hatte, wenn Schloss und Elisabethkirche wie aus Zucker gebaut glänzend in den blauen Himmel ragten, da verliess wohl einer nach dem andern den dumpfen Seziersaal und stieg hinauf in die glitzernden Wälder.

Mancher Marburger Professor öffnete den Studenten sein gastliches Haus. Der Geograph, Professor Rein, bei dem ich eine Empfehlungskarte abgegeben hatte, machte mir am folgenden Sonntag schon früh um 7 Uhr seinen Gegenbesuch und fand mich noch im Bette. Er setzte sich ohne weiteres an das Bett, hielt mir einen Vortrag über den Nutzen des Frühaufstehens und lud mich ein, so oft ich wollte das Abendbrot bei ihm einzunehmen. Auch im Hause des Zoologen, Professor Greeff, bin ich oft zwanglos zu Gaste gewesen. Am stärksten aber zog es mich bald in das Haus des alten Mineralogen Dunker. Dort hatte mich ein schon in den ersten Marburger Tagen gewonnener Freund, stud. rer. nat. Theodor Ebert aus Kassel, eingeführt, und wir durften bei Frau Dunker zur Kaffeestunde erscheinen, so oft wir wollten. Der Magnet, der mich dorthin zog, war Eberts Schwester, die oft bei Dunkers zu Besuch weilte. Bald fuhr ich mit Ebert über Sonntag nach Kassel und wurde von seinen Eltern, dem Konsistorialrate Dr. theol. Ebert und seiner Frau Louise, geb. Schwedes, im behaglichen Unterneustädter Pfarrhause freundlich aufgenommen. Diese Gastfreundschaft erwiderten meine Eltern, indem sie Ebert und seine Schwester in den Ferien nach Falkenstein einluden. Dort in der herrlichen Gebirgsnatur hatte Gott Amor leichtes Spiel, aber wir beiden, von seinen Pfeilen früh Getroffenen wahrten unser Geheimnis, bis ich 1887 imstande war, eine Familie ohne elterlichen Zuschuss zu gründen.

Dem Verbindungsleben bin ich fern geblieben, nicht aus Prinzip, sondern weil ich seiner nicht bedurfte. Denn schon in den ersten Marburger Tagen fand ich Anschluss an gleichgestimmte Füchse, mit denen mich bald eine enge Freundschaft verband. Ebert führte uns in einen angenehmen Kreis älterer Studenten ein, und diese, zumeist Juristen, nahmen sich der Erziehung der Füchse liebevoll an. Auch zum Fechten brauchten wir keinen Anschluss an eine Verbindung; wir trieben diese Leibesübung eifrig, im ersten Semester sogar täglich in der frühen Stunde von 6—7 Uhr. Den Schläger im Ernste gebrauchen zu wollen, lag uns fern; da aber, wie der alte Homer sagt, das Eisen den Mann anzieht, erlag ich doch einmal der Versuchung, einen Kommilitonen vor die Klinge zu nehmen.

Selbst unser Kneipen verlief nicht weniger kommentmässig und nicht weniger lustig als das der Verbindungen. Zogen wir in später Stunde heim, so wurde unterwegs noch gern den biederen Philistern ein Schabernack gespielt. Hierzu lieferte das Brennholz, das der Marburger Bürger vor seinem Hause auf der Gasse aufstapelte, ein treffliches Material; wir bauten damit die Haustüren zu. Als uns einst ein gutmütiger Nachtwächter verraten hatte, dass der schlimme Schutzmann B., der keinen Spass verstand, hinter einer gewissen, schon öfter zugebauten Haustüre lauerte, schlich einer von uns mit einem langen Brennholzscheite dorthin und klemmte es schnell so fest zwischen Schwelle und Türklinke, dass der Mann des Gesetzes gefangen war. Wenn ich an solchen nächtlichen Unfug zurückdenke, so scheint mir das merkwürdigste dabei, dass wir unsere Holzmauern um so unverdrossener und um so kunstgerechter aufbauten, je kälter die Nächte waren; namentlich geschah das im Winter 1879/80, als wir wochenlang unter — 12⁰ C, eines Morgens sogar — 27⁰ C hatten! Ein eifriger Student, der sich für die Wetterkunde interessierte, hatte damals vor seinem Fenster einige Maximal- und Minimalthermometer aufgestellt und registrierte eifrig die höchsten und niedrigsten Temperaturen. Das Fenster war leicht zu erreichen, wenn unser Kleinster auf die Schultern des Grössten kletterte; er konnte dann eine Thermometerkugel nach der anderen in den Mund nehmen und so Temperaturen erzeugen, die dem ahnungslosen Meteorologen schwere Rätsel aufgaben.

So floss unser Leben heiter und zwangslos dahin, und wir hielten uns für viel glücklicher als die Mitglieder der Verbindungen. Nur in einer Hinsicht mussten wir „Wilden" hinter den inkorporierten Studenten zurückstehen; es fehlte unserer grossen heterogenen Masse der innere Zusammenhang und die Disziplin, ohne welche es unmöglich ist, bei der Wahrung gemeinsamer Interessen der ganzen Studentenschaft Einfluss zu gewinnen. Dies machte sich besonders fühlbar, als in meinem dritten Semester die Einweihungsfeier des neuen Marburger Universitätsgebäudes herannahte. Darum entschlossen sich einige von uns, die zerstreute Herde der Wildenschaft zusammenzurufen, um sie, zunächst für die drei Festtage, zu organisieren. Dass diese schwierige Aufgabe gelang, war dem ebenso klugen, wie energischen Auftreten des stud. phil. H. Sch. zu danken, der sich auch nicht scheute, einen hämischen Gegner in unseren eigenen Reihen mittels der Pistole ausser Gefecht zu setzen. Es wurde ein Ausschuss der Wildenschaft eingesetzt, in den ich mit zweien meiner nächsten Freunde und einigen anderen gewählt wurde; den Vorsitz führte Sch. Die Verhandlungen der so Geeinigten mit den Korporationen gingen nun glatt von statten. So verlief das Fest mit Fackelzug, historischem Festzug und einigen feierlichen Akten unter würdiger Teilnahme der Wildenschaft. Wir haben uns dann bemüht, das Errungene festzuhalten, und das gelang gut: im folgenden Semester konnten wir den ersten Kommers der „Nicht-verbindungsstudenten" feiern, an dem fast alle akademischen Lehrer teil-nahmen. Er verlief mit allerlei ernsten und heiteren Aufführungen herr-lich, und die Kunde davon ist der Nachwelt in einem Erinnerungsblatte erhalten. Später, als der energische Führer Sch. nicht mehr für die Sache wirken konnte, und die Zahl der Studenten und damit die Menge der Gleich-gültigen rasch zugenommen hatte, ist die Einigung der „Wilden" wieder verloren gegangen.

Eine andere Marburger Gründung, an der ich beteiligt war, hat sich bis heute, wenn auch in veränderter Gestalt, erhalten: der naturwissen-schaftliche Verein Studierender. Es war das ein rein wissenschaftlicher Verband, der den Studenten aller Farben grossmütig seine Pforten öffnete und auch wirklich ausser vielen „Wilden" einen Burschenschafter zu den seinen zählte. Später ist der Verein eine reguläre Verbindung geworden: der naturwissenschaftlich-medizinische Verein (im Goslarer Verbande).

Unter allem „Frohen und Freien", das „des fahrenden Volkes dur-stigem Schlag" wohl taugen mochte, nahm das Studium nicht den letzten Platz ein; brachte es uns doch Tag für Tag neue herrliche Offenbarungen!

Kaum war ich Ende April 1878 in Marburg eingezogen, da betrat ich, noch ehe die Vorlesungen begannen, aus Neugier das Anatomie-gebäude[1]. Oben auf der Freitreppe stand mit weit auseinandergestellten Beinen ein Mann in grobem Arbeitsanzuge mit langen, wirren Haaren und struppigem Vollbarte, die Hände in die Hosentaschen und die Hosen unordentlich in die Stiefelschäfte gesteckt. Sein Blick schielte über die Brille prüfend nach dem Ankömmling, den er sogleich als Fuchs erkannte. Es war der Anatomiediener Heppe. Dieser weit berühmte originelle Kauz führte nun den Neuling vor ein grosses Gemälde im Treppenhause, das den jüngsten Tag darstellte. Da sah man oben am Himmel die Trom-pete, die das Gericht ankündigt, und unten aus der Erde wühlte sich ein dichtes Gewimmel menschlicher Gerippe an das Tageslicht. Nun erklärte Heppe: „Des is des jüngste Gericht. Der Maler, der's gemacht hat, hat mehr Anatomie verstanne als viele Dokter; da is gar kein Knoche, der nit ganz richtig gemalt wär. Un was da unner dem Bild geschriwwe

---

[1] Das damalige Anatomiegebäude an der Ketzerbach beherbergt jetzt das Zoologische Institut.

steht, is griechisch un liest sich $\gamma\nu\tilde{\omega}\vartheta\iota\ \sigma\varepsilon\alpha\upsilon\tau\acute{o}\nu$[1]), des heisst auf Deutsch: erscht lern Anatomie, eh de am lewendige Mensche erumschneidst"! Heppe wusste und konnte viel, hielt streng auf Ordnung im Seziersaal, verteilte an die fleissigen Präparanten die besterhaltenen Leichen und half uns bei der Arbeit gern mit Rat und Tat. Wurde die Luft im Seziersaal einmal gar zu schlimm, so steckte er einen Wacholderstrauch mit der Spitze in die Ofentüre, bis er lichterloh brannte, und schwang ihn dann, den Saal durchwandernd, hin und her wie ein Räucherfass, dass uns der aromatisch duftende Rauch die Augen beizte. Als die Einweihungsfeier des neuen Universitätsgebäudes heranrückte und ganz Marburg im Laub- und Fahnenschmuck prangte, reihte Heppe aussen auf den Brüstungen der Fenster der Anatomie Schädel an Schädel, musste aber zu seiner grossen Betrübnis diesen Festschmuck, der den Nichtmedizinern gar zu gruselig erschien, wieder entfernen.

Ordinarius der Anatomie war Nathanael Lieberkühn. Noch in voller Kraft, aber schon weiss an Haar und Bart, schaute er mit hellblauen Augen freundlich in die Welt. Stets hilfsbereit, mit besonnener, oft durch feinen Humor gewürzter Rede, erwarb er sich die Liebe aller, die mit ihm in Berührung kamen. Sein Vortrag war klar und bei der Erörterung grosser Probleme, wie sie z. B. in der Entwicklungsgeschichte häufig vorkommen, von einer hohen Begeisterung getragen. So ging von Lieberkühn, wie einst von seinem Lehrmeister Johannes Müller, ein Zauber aus, der manches junge Gemüt unwiderstehlich in seinen Bann zog.

Der Prosektor, Professor Guido Wagener, war ebenfalls ein Schüler von Johannes Müller und zugleich mit seinem Freunde Lieberkühn nach Marburg gekommen. Die beiden Junggesellen hausten zusammen und waren unzertrennlich; täglich um 4 Uhr sah man sie auf der Ketzerbach und in der Bahnhofstrasse spazieren gehen. Wagener trug die Knochen- und Bänderlehre vor und unterstützte Lieberkühn, zusammen mit dem liebenswürdigen Privatdozenten Gasser, auf dem Sezier- und Mikroskopiersaale. Er war älter als Lieberkühn, und seine Hände zitterten bereits sehr; wenn er uns beim Präparieren helfen wollte, zerriss er manchen feinen Nerven, den wir mühsam herausgearbeitet hatten.

Zoologie lehrte Professor Greeff. Er hatte die seltsame Gewohnheit, seinen Vortrag am Ende der Stunde mitten im Satze abzubrechen. Bisweilen erheiterte er uns durch eine kleine Entgleisung. Einst demonstrierte er den Schädel eines Dachses; dieser hat geschlossene Kiefergelenke, sodass der Unterkiefer auch nach Entfernung aller Weichteile mit dem

---

[1]) Erkenne Dich selbst!

Schädel in Verbindung bleibt und also bei den Sammlungsobjekten nicht an diesem befestigt zu werden braucht. Das brachte nun Greeff mit den Worten vor: „der Dachs ist das einzige Tier, bei dem der Unterkiefer nicht mit Draht angemacht ist". Weit mehr als im Kolleg lernte ich bei ihm im Laboratorium, wo ich unter anderem die Süsswasserschwämme (Spongillen) der Lahn untersuchte und ihre Arten bestimmte. Vergleichsmaterial aus der Spree hatte mir Lieberkühn, aus dem Main und Rhein Noll verschafft.

Der Botaniker Wigand war kein anregender Lehrer, aber ein ehrlicher Mann, der mit seiner Abneigung gegen den Hyperdarwinismus jener Zeit nicht zurückhielt und uns Mediziner tüchtig abkanzelte, wenn wir bei einer Exkursion einmal aus dem glühenden Sonnenbrande des Lahntals vorzeitig in den kühlen Wirtshausschatten geflüchtet waren. Bei schönem Wetter habe ich sein Kolleg oft geschwänzt, um die frühe Morgenstunde in dem herrlichen botanischen Garten zu verträumen.

Physik lehrte Professor Franz Melde, der sich namentlich in der Akustik grosse Verdienste erworben hat. Er stand damals noch in voller Kraft und war ein ganz vortrefflicher Experimentator. Seine Vorträge, die er in seinem heimischen Dialekte hielt, in welchem das i wie ä, das u wie o und das ü wie ö klang, waren sehr elementar und deshalb für die damals ausnahmlos humanistisch vorgebildeten Mediziner leicht verständlich. Er quälte uns nicht zuviel mit Formeln, weil, wie er versicherte, die einen davon so leicht wären, dass er sie uns nicht erst zu entwickeln brauchte, die anderen aber so schwer, dass wir sie nicht verstehen könnten, auch wenn er sie uns entwickelte. Viele Experimente leitete er mit einer stereotypen Wendung ein, wie in folgendem Beispiele: „Was händert mäch, meine Herrn, däse Saite än Schwängongen zo versetzen? Nächts händert mäch, meine Herrn!" Einst verkündete er uns folgende Weisheit: „Dä Trommel, dä äst ein Änstroment, das dazo dänt, eine gewässe Leere, dä äm Orchester vermässt wärd, auszoföllen", und ein anderes Mal erzählte er, die Chladnischen Klangfiguren hätten den grossen Napoleon so interessiert, dass er Chladni „auf einen Dienstag Abend um 7 Uhr" zur Audienz befohlen hätte.

Von dem Chemiker Zinke erinnere ich mich nur, dass seine Vorträge klar und seine Experimente stets sehr gut vorbereitet waren. Das Verständnis für das chemische Formelwesen brachte uns nicht er, sondern der Physiologe Külz bei.

Eduard Külz war 1867 seinem Lehrer Lieberkühn von Berlin nach Marburg gefolgt, um hier sein Doppelstudium als Arzt und Chemiker zu vollenden. Dann war er Assistent an der medizinischen Klinik geworden und hatte dieselbe während des Krieges 1870/71 selbständig geleitet. Durch eisernen Fleiss hatte er sich aus drückenden Verhältnissen heraufgearbeitet und durch die unübertroffene Exaktheit seiner Untersuchungen weit und breit ein grosses Ansehen errungen. Schon die Kurse, die er als Assistent gehalten hatte, waren berühmt gewesen, und sein Lehrvortrag als Professor war ganz vortrefflich, weil er uns nicht nur gründliche Kenntnisse beibrachte, sondern auch zu wissenschaftlichem Denken anregte. Obwohl Külz damals Extraordinarius und in meinen drei ersten Semestern noch nicht Examinator war, hörten wir bei ihm alle seine Kollegien, und nur Wenige belegten auch irgend etwas bei dem alten Ordinarius und Examinator Nasse. Da Külz seine Laufbahn mit der inneren Medizin begonnen hatte und auch später, als er nur Physiologie lehrte, viele Diabetiker aus aller Herren Ländern behandelte, kannte er den Wert einer gründlichen physiologischen Ausbildung der Ärzte besser als seine Fachgenossen an den übrigen Universitäten. Darum lehrte er die Physiologie nicht als selbständige Wissenschaft, sondern als Grundlage der Pathologie; es genügte ihm nicht, die normalen Lebensvorgänge darzulegen, sondern er wies auch auf ihre Störungen hin, soweit das dem Verständnisse seiner Hörer angemessen schien. Damit hat er uns früh gezeigt, wozu wir Physiologie lernen mussten, und uns zum physiologischen Denken am Krankenbette erzogen. In der Erkenntnis, wie viel dem Gedächtnisse des jungen Mediziners zugemutet wird, gestaltete er seinen Unterricht so didaktisch, dass das Gehörte und Gesehene auch haften blieb. Er verwendete stets viele Stunden auf die Vorbereitung seiner Kollegien, und darum misslang niemals eines der zahlreichen Experimente, die er uns vorführte. Am Schlusse jeder Stunde fasste er das Vorgetragene in lapidare Sätze zusammen, zwischen denen er kleine Pausen eintreten liess, so dass man fast wörtlich nachschreiben konnte. Wer zwei Semester bei ihm hörte, bekam so einen kurzen Abriss der ganzen Physiologie in die Hand, der sich als Leitfaden für spätere Repetitionen trefflich eignete. Wie nützlich diese Schulung war, habe ich später als Praktikant an den Strassburger Kliniken erfahren; wir Marburger erregten dort mit der Verwertung unserer physiologischen Kenntnisse am Krankenbette bei Professoren und Studenten Aufsehen, und mancher Kommilitone hat unsere Külzschen Kolleghefte abgeschrieben, um sich mit ihrer Hilfe für den physiologischen Abschnitt des Staatsexamens vorzubereiten.

Obwohl Külz sich selbst niemals Ruhe gönnte, trug er doch als guter Pädagoge der Lebenslust seiner Schüler Rechnung und setzte sein Kolleg aus, wenn es an einem Sommernachmittage mit einem der beliebten Bierkonzerte in Bückings Garten kollidierte. Es war darum kein Wunder, dass in seinen Vorlesungen nur selten ein Student fehlte. Schwänzte einer öfter ohne zureichenden Grund, so pflegte ihn Külz zu grösserem Fleisse zu mahnen. Zu meiner Zeit hat ihm das niemand übel genommen, denn es war uns verständlich, dass ein Mann, der in beispielloser Weise seine ganze Kraft für uns einsetzte, als Gegenleistung den regelmässigen Kollegbesuch forderte. Später scheinen seine Mahnungen zum Fleisse unvorsichtig geworden zu sein, und als er dabei einmal im Sommer 1893 einem Studenten offenbares Unrecht getan hatte, entstand eine Studentenrevolte gegen ihn, die dem verdienten Manne die letzten Monate seines arbeitsvollen Lebens verbitterte.

Die Studenten hätten sich wohl nicht zu einem so rücksichtslosen Vorgehen gegen ihren eifrigsten Förderer hinreissen lassen, wenn nicht auch in anderen Kreisen die Stimmung gegen Külz erregt gewesen wäre. Er war nämlich Berater des allmächtigen preussischen Universitätsdezernenten Althoff und wurde von diesem häufig mit der Begutachtung von Fakultätsvorschlägen für die Besetzung medizinischer Lehrstühle betraut. Külz verschmähte dabei nicht, über die Vorgeschlagenen gelegentlich auch das Urteil vertrauenswürdiger Studenten einzuziehen, was gewiss sehr zweckmässig war, denn die Studenten haben ein feines Gefühl für den Wert ihrer Lehrer. Freilich konnte nicht allen in Betracht kommenden eine solche Beurteilung erwünscht sein, und so wurde das Befragen von Studenten vielfach als höchst verwerflich und unwürdig dargestellt. Noch mehr Zorn erregte es, dass Külz hier und da einmal der Vorlesung eines Dozenten unangemeldet und unerkannt beiwohnte. Tüchtigen Leuten erwuchsen hieraus nur Vorteile, und Theodor Billroth (Lehren und Lernen, S. 304) hat die gleiche Gepflogenheit eines Züricher Universitätsdezernenten als vorbildlich hingestellt. Dass Untüchtige darüber anders urteilten, ist freilich nicht zu verwundern. Leider fehlten Külz bei derartigen, immerhin ungewöhnlichen Unternehmungen Vorsicht und Takt, und in dem Gefühle, nur das Beste zu wollen, merkte er nicht, dass sein Verfahren auch manchen Tüchtigen verletzte.

So war die Missstimmung gegen ihn in akademischen Kreisen gross, und da man gegen seine wissenschaftlichen Leistungen nichts vorbringen konnte, verspottete man seine Lehrweise in politischen Zeitungen als geistlose und der Universität unwürdige Einpaukerei. Die Kunde von solchen Urteilen machte schliesslich auch die Marburger Studenten an ihrem Lehrer irre.

Auch die Philister entzogen Külz ihre Gunst, die er vorher als eifriger Förderer des Marburger Musiklebens in hohem Masse genossen hatte, denn es war seinem energischen Eingreifen gelungen, den sehr populären Chirurgen Roser aus dem Lehramt zu entfernen. Gerade hierfür hätte man ihm dankbar sein müssen, denn Roser, einst eine Zierde der Universität, war alt geworden und hatte sich nicht mehr in die anti- und aseptischen Methoden einarbeiten können. Rosers Sohn schürte den Hass gegen Külz durch eine anonyme Schmähschrift, die ihre Wirkung nicht verfehlte.

So raste der See und wollte sein Opfer haben. —

Da ich in Marburg nur die vorklinischen Semester verbracht habe, bin ich mit den Klinikern nicht näher bekannt geworden. Sie waren Roser (Chirurgie), Mannkopff (innere Klinik), Dohrn (Gynäkologie), Cramer (Psychiatrie) und Schmidt-Rimpler (Augenheilkunde). Die pathologische Anatomie vertrat der ältere Beneke, die Pharmakologie Falck. Nur bei dem alten Extraordinarius und Kreisphysikus Horstmann habe ich ein klinisches Kolleg gehört, über Epizootien, d. h. über Tierkrankheiten, die auf den Menschen übergehen können.

Mit dem Examen physicum schloss im März 1880 meine Marburger Studienzeit ab. Es wurde nicht allzuviel Wissen verlangt, und ich erhielt in allen Fächern die erste Nummer. Neben Anatomie, Physiologie, Physik, Chemie, Zoologie und Botanik wurde damals auch noch Mineralogie geprüft, jedoch nicht von dem Fachmanne, sondern von dem Chemiker. Dieser stellte in den letzten Wochen vor dem Examen die „Physikumsteine" aus, die man kennen musste; wenn ich nicht irre, waren es zwölf. Man sah sie sich an und merkte sich, dass der schwere Schwerspat hiess, der scherbenförmige Scherbenkobalt usw. Ausserdem wurde noch nach der Härteskala und dem Kristallsysteme gefragt. Um diese Kenntnisse zu erwerben, brauchte man keine Mineralogie zu hören, und der gute alte Mineraloge Dunker hat es mir nicht übel genommen, dass ich oft bei ihm zum Kaffee, aber niemals im Kolleg erschienen war.

II. In Strassburg.

Der Abschied von der lieben alten Musenstadt Marburg und vielen dort gewonnenen Freunden ist mir schwer gefallen; aber die Wanderlust des deutschen Studenten regte sich mächtig, und Külz hatte mir dringend geraten, die klinischen Studien in Strassburg zu beginnen, weil die dortige medizinische Fakultät die beste in Deutschland sei. Die gleiche Ansicht über Strassburg hatte damals auch Billroth[1]. Die Ordinarien der medi-

---

[1] Briefe von Theodor Billroth, Hannover und Leipzig, Hahnsche Buchhandlung, 1910. Brief vom 19. IX. 83: „Strassburg steht obenan in seinem medizinischen Lehrkörper."

zinischen Fakultät waren neben drei aus der französischen Fakultät über-
nommenen Professoren (Jössel, Wieger und Aubenas): Waldeyer,
Hoppe-Seyler, Goltz, von Recklinghausen, Schmiedeberg,
Kussmaul, Lücke, W. A. Freund, Laqueur und Jolly; auch fehlte
es nicht an tüchtigen Extraordinarien und Privatdozenten, von denen
Kohts, Jakob Stilling, Kuhn, von Mering, von den Velden,
Sonnenburg, Bayer, Ulrich, Harnack, A. Kossel und von Schröder
wohl am meisten bekannt und zum Teil später berühmt geworden sind.

So fuhr ich denn Ende April 1880 mit drei Marburger Freunden
gen Strassburg. Nach dem Vorbilde des jungen Goethe bestiegen wir
alsbald die Plattform des Münsters und wanderten auch andächtig nach
Sesenheim. Manche noch deutliche Spur der Belagerung erinnerte uns an
die ruhmreichen Kämpfe, die 10 Jahre vorher Deutschland geeinigt und
Strassburg uns wieder gewonnen hatten, erweckten aber auch unsere Teilnahme an den schweren Leiden der Bevölkerung unter den Schrecknissen
der Beschiessung.

Wenige Tage nach unserer Ankunft, am 2. Mai, feierten Lehrkörper
und Studentenschaft das Stiftungsfest der Universität durch einen gemeinsamen Ausflug auf die Rappoltsweiler Schlösser. So lernten wir gleich
einen der romantischsten Teile der Vogesen kennen. Der Zufall machte
mich dabei mit dem Assistenten des physiologischen Institutes, Rudolf
Kobert, bekannt. Wir ahnten nicht, dass wir 20 Jahre später in Rostock
als Professoren wieder zusammenkommen und durch die Verheiratung
meiner ältesten Tochter mit Koberts Neffen in verwandtschaftliche Beziehung treten sollten. Während der Pfingstferien und an vielen Sonntagen durchstreiften wir das schöne Land. Von den rüstig erklommenen
Höhen schweifte der sehnsüchtige Blick oft hinüber nach dem Schwarzwald
und nach der langen Reihe blendend weisser Zacken am südlichen Horizonte, die gegen Abend in feuriger Glut standen. In den Tälern aber und
in den gesegneten Breiten der Rheinebene labten sich die müden Wanderer
gern an den trefflichen Elsässer Weinen. Ich habe im Laufe der nächsten
Semester die Vogesen vom Donon bis zum Ballon d'Alsace gründlich
kennen und lieben gelernt.

Wir Marburger Freunde hielten treu zusammen, und bald schlossen
sich uns andere „klinische Semester" an. Mit Studenten der übrigen
Fakultäten hatten wir, im Gegensatz zur Marburger Studienzeit, gar keinen
Verkehr. Es mögen damals etwa 50 Mediziner in klinischen Semestern
in Strassburg gewesen sein, die sich bald alle persönlich kennen lernten
und gut zusammenhielten. Nur die Luxemburger und die aus Elsass-
Lothringen gebürtigen mieden den näheren Umgang mit uns Altdeutschen.

Pathologische Anatomie, das grundlegende Fach aller klinischen Disziplinen, lehrte mit eisernem Fleisse und peinlicher Gewissenhaftigkeit Friedrich von Recklinghausen. Er fühlte sich unter seinen Leichen am wohlsten und schien von uns das gleiche zu erwarten. Sektionen konnten wir in verhältnismässig grosser Zahl unter seiner Leitung machen. Seine scharfe Kritik unserer mangelhaften Technik und die vielen Zwischenfragen, mit denen er uns beim Diktieren der Befunde unterbrach, waren gefürchtet. Bei den Demonstrationen von Leichenteilen hatte er stets auf den Tischen vor uns Präparate in Masse aufgestapelt und schloss den Vortrag erst, wenn er alle besprochen und herumgegeben hatte. Es war oft eine Qual, vor den duftigen Tellern lange über den Glockenschlag aushalten zu müssen.

Bei dem Pharmakologen Schmiedeberg etwas zu lernen, war mir durch fatale äussere Umstände recht schwer gemacht. Ich hörte bei ihm in einem barbarisch heissen Sommer gleich nach Tisch. Das Auditorium, aus der französischen Zeit stammend, war unpraktisch eingerichtet; wir sassen mit dem Gesicht gegen die sonnendurchglühten Fenster, so dass wir die geblendeten Augen senken mussten. Kein Wunder, dass sich bei manchem alsbald Gott Morpheus einstellte!

Unter den Klinikern zog uns Adolf Kussmaul am meisten an. Er stand damals in der Glanzzeit seines Wirkens. In der Klinik trat er uns weniger als berühmter Mann der Wissenschaft gegenüber, wie als schlichter Freund und Helfer seiner Kranken. Die anspruchslose Betätigung einer menschenfreundlichen Gesinnung schien uns der hervorragendste Zug seiner Persönlichkeit zu sein. Er lehrte Humanität nicht mit Worten, sondern durch sein Beispiel, denn er war unablässig für das Wohl eines jeden, auch des geringsten seiner Kranken besorgt und begegnete denen, die sich der Unannehmlichkeit einer Vorstellung vor versammelter Klinik unterziehen mussten, mit aller möglichen Rücksicht. Seine Sorge um das Wohl der Kranken war so gross, dass er einmal einen fleissigen und kenntnisreichen Examenskandidaten durchfallen lassen wollte, weil er einen Schwerkranken zuviel mit Fragen und Untersuchungen gequält hatte. Täglich machte er die Visite mit den Assistenten und Amanuensen von Bett zu Bett und untersuchte dabei viel und gründlich. Ein bekannter Kliniker, der einst die Visite mitmachte, rief erstaunt aus: „Aber Herr Kollege, Sie kennen ja jeden Kranken!" Wer sich eine Vorstellung davon machen will, wie genau er seine Kranken kannte, der möge in der Berliner klinischen Wochenschrift von 1885 in Nr. 17 die erste der beiden Beobachtungen nachlesen, die ich dort aus seiner Klinik veröffentlicht habe.

Seine Achtung vor den grundlegenden Fächern der Heilkunde, namentlich der pathologischen Anatomie und der Physiologie, war gross, und die volle Ausnutzung ihrer gesicherten Lehren am Krankenbette für ihn selbstverständlich. Aber schonungslos verurteilte er jede Überhebung theoretischer Fächer über die klinische Erfahrung und jeden Versuch, das selbständige Urteil der Klinik in therapeutischen Fragen anzutasten. Ungemein bezeichnend in dieser Richtung ist eine lapidare Äusserung, zu der er sich einmal vor versammelter Klinik hinreissen liess; sie betraf die Wirkung des Rizinusöls. Damals kannte man die Rizinolsäure noch nicht, und Schmiedeberg hatte uns gelehrt, das Rizinusöl wirke abführend allein durch seine Eigenschaft als glättendes Öl und sei ganz überflüssig, da Baumöl denselben Dienst leiste. Nun hatte Kussmaul in der Klinik ein altes abgemagertes Weib vorgestellt, durch dessen dünne und welke Bauchdecken hindurch kindskopfgrosse Kotballen tastbar waren. Bei der Besprechung der Therapie empfahl der Praktikant alle möglichen Abführmittel, nur nicht das Rizinusöl, und als ihn Kussmaul fragte, warum er dieses treffliche Mittel nicht nenne, suchte er sich durch die Erwähnung der Schmiedebergschen Ansicht zu verteidigen. Da schwoll die Zornesader auf Kussmauls Stirn und er rief, indem er, wie bei jeder Erregung, in den Dialekt seiner badischen Heimat verfiel: „was? sch . . . . . vielleicht dem sein' Frösch nit drauf? Mein' Kranke sch . . . . . drauf, und so lang se das könne, kriege se's" [1]).

Ein anderes Mal handelte es sich um die Wirkung eines Bandwurmmittels, des Peletierins. Tanret hatte dieses flüssige Präparat, gebrauchsfertig dosiert, in den Handel gebracht, und wir waren in der Klinik erfreut über seine sichere Wirkung, die selbst ohne Vorkur regelmässig und schnell eintrat. Nun glaubte die Mercksche Fabrik, das wirksame Prinzip dieses Geheimmittels gefunden zu haben, und stellte daraus verschiedene Salze dar. Aber alle Versuche, die wir in der Klinik mit diesen Salzen anstellten, verliefen erfolglos. Auch Schmiedeberg hatte die Merckschen Präparate zur Prüfung erhalten, und sein Assistent von Schröder brachte Katzenbandwürmer in eine Flasche voll Wasser, setzte die Salze zu und freute sich, dass die Bandwürmer zugrunde gingen. Das berichtete er nun im elsässer Ärzteverein und empfahl den Ärzten, die Merckschen Salze anstatt des Tanretschen Peletierins in der Praxis anzuwenden. Da entgegnete Kussmaul kurz und bündig: „Eine Wasserflasche ist kein Darmkanal, Wasser ist kein Darminhalt und Katzenbandwürmer sind keine Menschenbandwürmer. Die Merckschen Salze sind beim Menschen wirkungs-

---

[1]) Arnold Cahn hat dieses Vorkommnis mit Rücksichtsnahme auf die Beteiligten in einer etwas gemilderten Form mitgeteilt (A. Cahn, Adolf Kussmaul zum 80. Geburtstag. Archiv f. öff. Gesundheitspflege in Els.-Lothr. Bd. 21, 1902).

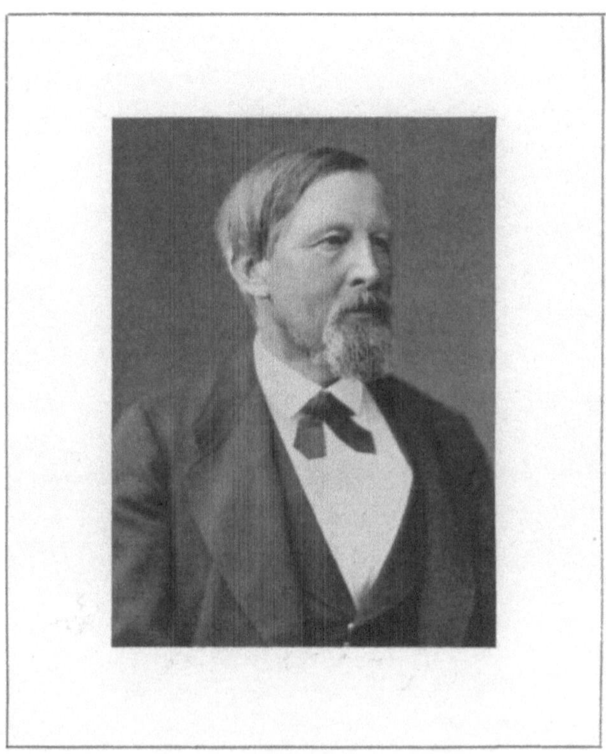

Adolf Kußmaul.

J. F. Bergmanns Verlag, München und Wiesbaden.

los; wenn Sie aber das Tanretsche Mittel verordnen, werden die Kranken Ihnen dankbar sein."

In ähnlich scharfer Weise sprach er sich einmal im vertrauten Kreise seiner Assistenten über einen bekannten Kliniker aus, der über der Laboratoriumsarbeit die Krankenbehandlung und -pflege vernachlässigte. „Er sitzt", sagte er, „in seinem Kaninchenstall oder an seinem Froschteich und überlässt die Kranken den Pfarrern und den alten Weibern".

Den hohen Wert pathologisch-anatomischer Kenntnisse für jeden Arzt lehrte er uns kennen, indem er der Sektion aller[1]) Verstorbenen, die er vorgestellt hatte, mit uns beiwohnte. Am nächsten Tage trug er dann die Epikrise vor, auf die er sich stets gründlich vorbereitet hatte. In schlichten Worten, aber mit kritischer Schärfe suchte er dabei das Krankheitsbild mit dem anatomischen Befunde in Einklang zu bringen und deckte in rückhaltsloser Offenheit auch den geringsten diagnostischen Irrtum auf. Niemals hat er versucht, eine der bei ihm sehr seltenen falschen Diagnosen zu beschönigen, wohl aber suchte er aus dem Irrtum gute Lehren zu entwickeln. Obwohl er über so viele Kranke verfügte, dass er lauter Schulfälle hätte vorstellen können, bei denen diagnostische Irrtümer nicht möglich gewesen wären, machte er uns absichtlich auch mit dunklen Fällen bekannt, um uns kein falsches Gefühl der Sicherheit unserer Diagnostik beizubringen, und bekannte, er wolle lieber einmal am Sektionstische gebeugt vor uns stehen, als uns falsche und gefährliche Anschauungen mit in die Praxis geben.

Wie Humanität und Wahrheitsliebe lehrte er auch Kollegialität durch sein Beispiel, indem er z. B. eine unter schwierigen Verhältnissen richtig gestellte Diagnose des vorher behandelnden Arztes als ein grosses Verdienst darstellte, oder eine ungewöhnliche, aber der Not des Augenblickes gut angepasste Therapie als nachahmenswert hervorhob und stets dafür sorgte, dass den Ärzten über ihre der Klinik überwiesenen Kranken eine Nachricht, in wichtigeren Fällen auch ein ausführlicher Bericht zugeschickt wurde. Ärztliche Irrtümer und Fehlgriffe, die ja in der Klinik leicht zutage kommen, besprach er stets schonend und suchte sie mit den Schwierigkeiten, die dem Praktiker, zumal auf dem Lande, entgegentreten, zu entschuldigen oder wenigstens zu erklären. Hatte er doch selbst die entsagungsvolle Laufbahn eines Landarztes durchgemacht.

Er war auf allen Gebieten der klinischen Medizin zu Hause. Darum stellte er uns auch Kranke aller Art vor und bevorzugte niemals im Unterrichte diejenigen Spezialgebiete, mit denen er sich wissenschaftlich am meisten befasst hatte.

---

[1]) Die in den Strassburger Kliniken Verstorbenen wurden ohne Ausnahme seziert.

Seine Therapie war vielgestaltig, aber immer sehr einfach; sie richtete sich nicht nach der Schablone, sondern wurde den wechselnden Verhältnissen gut angepasst. Sorgfältige Regelung der Diät und vorsichtige Anwendung einer milden Hydro-, Elektro- oder Massagetherapie standen meist im Vordergrunde des Heilplanes. Altbewährte Heilmittel wurden hochgeschätzt, neue vorsichtig erprobt und harmlose Volksmittel, an deren Wirkung die Kranken glaubten, geduldet. Oft wirkte schon allein das freundlich teilnehmende Wesen des Meisters heilend. Eine Grenze zwischen innerer Medizin und Chirurgie gab es für ihn nicht; in Notfällen wusste er selbst mit Erfolg chirurgisch einzugreifen, und die operative Behandlung pleuritischer Ergüsse, namentlich der eitrigen, hat er mächtig gefördert. Doch ging sein Bestreben mehr dahin, nicht neben, sondern mit dem Chirurgen zu wirken; so hat er in vorbildlicher, gemeinsamer Arbeit mit Lücke die in den 80iger Jahren aufblühende Darmchirurgie gefördert, wie er schon 1867 durch die Einführung der Magensonde den Weg für die Magenchirurgie geebnet hatte.

In der Klinik sprach er nicht von Krankheiten und typischen Krankheitsbildern, sondern von dem gerade vorgestellten Kranken, denn er wollte uns lehren, kranke Menschen, nicht Krankheiten zu behandeln. Erfahrungen an ähnlichen Fällen, über die er in reichem Masse verfügte, wurden dann oft in meisterhafter Erzählung angereiht; nur wenn ihm ein unwissender Praktikant durch törichte Antworten die Stimmung verdorben hatte, wurde sein Vortrag eintönig und schleppend. Als ich zum ersten Male in der Klinik praktizierte und, da ich den vorgestellten Fall zufällig schon kannte, durch richtige Antworten Kussmaul in eine besonders gute Stimmung gebracht hatte, erzählte er mit allen Einzelheiten, wie er einst als Landarzt im Schwarzwalde nach schweren Anstrengungen in der Praxis von einer ähnlichen Erkrankung (akute Entzündung des Rückenmarks) befallen worden war. Dieses Leiden habe ihm gezeigt, dass er den Mühen der Land- und Gebirgspraxis nicht gewachsen war; darum habe er noch einmal studiert und dann die akademische Laufbahn betreten. Eigene schwere Krankheiten seien eine treffliche Schule für den Arzt, denn sie lehrten ihn kennen, wie es dem Kranken zumute sei, und welch grosse Bedeutung die richtige Hilfeleistung auch in scheinbar nebensächlichen Dingen, wie z. B. in der Lagerung und dergl. habe. Durch seine schlichte Erzählung hat er in mir ein reges Interesse an seinem Werdegang erweckt. Darum habe ich ihn später, als ich sein Assistent war, dann als Praktiker und zuletzt noch als Professor wiederholt mündlich und schriftlich gebeten, seine Lebensgeschichte zu schreiben. Da auch wohl andere die gleiche Bitte an ihn richteten, hat er sie erfüllt. Als ich 1898 einmal von Rostock nach Frankfurt gekommen war, lud er mich und meine Frau zu sich nach Heidelberg, wo er sich zur Ruhe gesetzt hatte, um uns Bruchstücke aus dem werdenden Buche vorzulesen. Die prächtigen „Jugenderinnerungen eines alten Arztes" sind 1899 erschienen, und ich bewahre als köstliches Andenken das Exemplar des Buches, das er mir mit eigenhändiger Widmung zugeschickt hat. —

Die Kinderklinik und die medizinische Poliklinik hielt Professor Kohts. Seine Lehrweise stand in einem gewissen Gegensatze zu der Kussmaulschen und konnte uns deshalb nicht anziehen; er sprach nämlich mehr von den Krankheiten als von den vorgestellten Kranken.

Der Chirurg, Albert Lücke, verbarg sein weiches, poetisches Gemüt den Assistenten und Studenten gegenüber gern hinter einer rauhen Schale und einem polternden Wesen. Vorbildlich wurde er uns besonders durch sein schon oben erwähntes gemeinsames Wirken mit Kussmaul. Sein Unterricht war uns auch sonst noch sehr nützlich, weil er uns in der Klinik oft selbst operieren, namentlich amputieren liess, nachdem wir den Operationskursus an der Leiche bei ihm absolviert hatten.

Ausser Lücke hielt auch der zweite Ordinarius der Anatomie, Jean Jacques Jössel, einen Operationskursus an der Leiche in Verbindung mit Vorträgen und trefflichen Demonstrationen über topographische Anatomie. Jössel war bei der Errichtung der deutschen Universität von der französischen, bei der er Professeur aggrégé gewesen war, übernommen worden. Nach französischer Sitte war er gleichzeitig als Anatom und Chirurg tätig gewesen und hierdurch für das Lehren der chirurgischen Anatomie ganz hervorragend befähigt. Wir lernten darum auch viel bei ihm, obwohl sein, mit französischen Brocken untermischtes elsässer Deutsch und seine mangelhafte Kenntnis der lateinischen und griechischen Bezeichnungen oft unsere Heiterkeit erregten. So sprach er stets vom „Aortusbogen" und gebrauchte das Wort „fidel" im französischen Sinne (fidèle = treu), indem er z. B. sagte: „Die Vene ist hier, wie überall, der fidele Begleiter der Arterie."

Ein anderer, von der französischen in die deutsche Fakultät übernommener Lehrer war der Dermatologe Wieger. Er sprach mit uns hochdeutsch, mit seinem Assistenten und späteren Nachfolger Wolff französisch und mit den Kranken im elsässer Dialekte. Einst stellte er ein junges Weib mit Rupia folgendermassen vor: „Sidere wann hett se dann selle Schneckeli do? Hetts dien Müetter auch g' hett? Monsieur Wolff, donnez moi le speculom s'il vous plait. Sie sehen, meine Herrn, hier einen typischen Fall von Rupia syphilitica" usw.

Der Gynäkologe Wilhelm Alexander Freund war eine echte Künstlernatur. In der Kunstgeschichte und in der Musik wohl unterrichtet und ungewöhnlich geschickt als Zeichner, lehrte er klar und instruktiv. Sein Vortrag, namentlich in seinem Lieblingskolleg über die Beckenlehre, bot oft geradezu einen ästhetischen Genuss. Da war kein Wort zuviel und keins zu wenig. Obwohl er ohne Stocken sprach, merkte man doch, wie sorgsam er stets nach dem treffendsten Ausdruck rang. Das regte zum Mitdenken an und liess das Gehörte im Gedächtnis haften. Er zeichnete das von uns bei der inneren Untersuchung Gefühlte in mehreren idealen Beckendurchschnitten schematisch an die Tafel, so dass wir in Bildern, von vorn und von der Seite gesehen, vor Augen bekamen, was uns das Tastgefühl gezeigt hatte. „Das Auge des Gynäkologen sitzt an der Spitze des rechten Zeigefingers" pflegte er dabei zu sagen.

Bei den Operationen arbeitete er mit grosser Geschicklichkeit und beneidenswerter Ruhe und wahrte selbst in kritischen Augenblicken den Assistenten und Hebammen gegenüber höfliche Formen. Ich habe auch nie erlebt, dass er über einen unwissenden oder ungeschickten Praktikanten ärgerlich geworden wäre; es kam sogar vor, dass er uns bei guten Antworten vor versammelter Korona lobte. Er verstand es aber auch vortrefflich, die von ihm gewünschte Antwort aus uns herauszulocken. Dafür ein Beispiel. Einst entfernte er bei einer Extrauterinschwangerschaft die Frucht mittels des Bauchschnittes und setzte uns auseinander, dass der Bauchschnitt in solchen Fällen nicht etwa dem an einer nicht Schwangeren, z. B. wegen einer Eierstocksgeschwulst ausgeführten gleichwertig sei, sondern an Stelle des unmöglichen Geburtsaktes trete. Dann fragte er mich: „Wie würden Sie nun diese Frau nachbehandeln?" Welche Antwort er wünschte, lag nahe genug: „wie eine Wöchnerin". Frage und Antwort hätte ich wohl längst vergessen, wenn ich nicht später daran erinnert worden wäre. Es waren nämlich in der betreffenden klinischen Stunde zwei Freiburger Studenten anwesend, die uns als Fremdlinge auffielen. Später kam einer derselben als Assistent zu Hoppe-Seyler nach Strassburg. Bei der ersten Begegnung begrüsste ich ihn als einen der Fremdlinge in der Frauenklinik und wurde auch von ihm als der Praktikant erkannt, der damals Freund die verblüffend gute Antwort gegeben hätte. Es war Hans Thierfelder, jetzt Ordinarius der physiologischen Chemie in Tübingen; der andere Fremdling war der spätere Kliniker von Noorden gewesen. Sonderbar! diese beiden Kollegen haben 12 Jahre später wieder einmal gleichzeitig meinen Lebensweg gekreuzt und dadurch einen grossen Einfluss auf mein Schicksal gehabt, wie ich später berichten will.

Freund hat uns 1913, im hohen Greisenalter, ein Buch über „Leben und Arbeit" geschenkt, das voll ist von abgeklärter Weisheit und mir nun in eigener Weise das Bild des vortrefflichen Mannes ergänzt.

Der Ophthalmologe Laqueur machte mehr Staarextraktionen und Iridektomien in der klinischen Stunde, als für uns zukünftige Allgemeinpraktiker nötig gewesen wäre. Damals wurden diese Eingriffe nur in Chloroformnarkose vorgenommen, und Laqueur bediente sich als Narkotiseurs eines höheren Heilgehilfen, eines „Officier de santé" aus der französischen Zeit. Die Narkosen dieses Mannes verliefen durchweg besser als die von den Assistenten der chirurgischen und der Frauenklinik ausgeführten. Das war ja auch ganz begreiflich, denn der Officier de santé widmete seine Aufmerksamkeit ganz der Narkose, während narkotisierende Assistenten gar zu oft mehr auf die Operation als auf die Narkose achten. Der Officier de santé stand freilich sonst nicht auf der Höhe der Zeit; als Mundsperrer hatte er einen mit Leder überzogenen Holzkeil, den er nach Gebrauch nass in seine Brusttasche steckte, um ihn beim nächsten Falle ungereinigt wieder zu gebrauchen.

Obwohl im Examen damals noch keine psychiatrischen Kenntnisse verlangt wurden, war die Irrenklinik bei Professor Jolly stets gut besucht. Dasselbe gilt von der Ohrenpoliklinik bei Professor Kuhn. Von Kuhn will ich erzählen, wenn ich über meine Assistentenzeit berichte.

Auch den Privatdozenten von den Velden, von Mering, Sonnenburg, Jakob Stilling, Ulrich und Bayer habe ich viel zu verdanken.

III. Leben und Arbeit während der akademischen Ferien in Frankfurt und in Falkenstein.

Die akademischen Ferien waren so reichlich bemessen, dass wir nur einen Teil dieser freien Zeit zur Erholung brauchten. Wenn auch die Frankfurter Universität damals noch im dunkeln Schosse der Zukunft ruhte, fand ich daheim manche gute Gelegenheit, in den Ferien wissenschaftlich und praktisch zu arbeiten.

Johann Christian Gustav Lucä, bekannt als vergleichender Anatom und Anthropologe, lehrte am Senckenbergianum ungemein anregend durch sprudelnde Lebendigkeit in Wort und Denken. Der Stifter des Senkenbergianum hatte unter anderem ein „Theatrum anatomicum ad augendam rem patriae medicam" erbaut und ein Kapital zur Besoldung eines Lehrers der Anatomie bereitgestellt. Lucä war dort der letzte Vertreter der normalen Anatomie; nach seinem Tode (1885) erhielt der pathologische Anatom Weigert die Stelle. Dieser Wechsel des Lehrfaches entsprach den veränderten Bedürfnissen der praktischen Ärzte, die sich gern in der pathologischen Anatomie auf dem Laufenden halten wollten, aber der normalen

Anatomie kein grosses Interesse entgegenbrachten. So war es begreiflich, dass Lucäs Schüler sich vorzugsweise aus den Malern[1]) und Bildhauern, aus der schon im Aussterben begriffenen Gilde der „Assistenzchirurgen" und zeitweilig sogar aus den Primanern des Gymnasiums rekrutierten. In den akademischen Ferien aber spielten wir Studenten die Hauptrolle in der Anatomie. Gleich in unseren ersten Ferien repetierte Lucä mit uns die Knochen- und Bänderlehre. Er wusste dieses Kapitel durch Hereinziehen der Lehre von der Statik und Mechanik der Gelenke fesselnd zu gestalten. Injizierte Kinderleichen, an denen wir Arterien und Nerven präparieren konnten, hatte er stets zur Verfügung, und für jeden, der besondere anatomische Interessen verfolgte, wusste er Rat. Mich liess er unter anderem die Muskulatur eines Orang präparieren und mit der des Menschen vergleichen. Dann musste ich unter seiner Leitung meine Präparate auf den lithographischen Stein zeichnen und durfte mich der Abdrücke erfreuen, die er herstellen liess. Endlich habe ich bei ihm vergleichende Untersuchungen über die Kehlkopfmuskulatur der Säugetiere, besonders der anthropoiden Affen, der Halbaffen und der Beuteltiere angestellt, die ich später zum Teil in meiner Doktordissertation[2]), zum Teil in einer diese ergänzenden Abhandlung[3]) veröffentlichen konnte. Später haben drei meiner Schüler diese Arbeiten fortgesetzt[4]).

Unser alter Hausarzt Adolf Schmidt (s. S. 6) beschäftigte mich am Mikroskop und verschaffte mir hierzu ein reiches Material von tierischen Parasiten des Menschen. Es ist heutzutage vergessen, dass er als erster den Träger der Finne des Bandwurms Taenia mediocanellata (saginata) im Rinde erkannt hat. Vor ihm hatte man geglaubt, diese Finne lebe wie die der Taenia solium im Schweine[5]).

[1]) An die Tätigkeit der Frankfurter Künstler bei Lucä erinnert das Ölgemälde „Die Sektion" von Hasselhorst im Städelschen Museum. Es zeigt Lucä über die Leiche einer ungewöhnlich schönen Selbstmörderin gebeugt. Im Hintergrunde sieht man die Maler Hasselhorst und Jakob Becker. An der Leiche arbeitet der Assistenzchirurg Sälzer.

Erinnerungen an Lucä, verfasst von E. Rödiger, findet man im 46. Bericht der Senckenbergischen naturforschenden Gesellschaft, 1916.

[2]) Beiträge zur vergleichenden Anatomie und Physiologie des Kehlkopfs der Säugetiere und des Menschen. Dissertation, Strassburg, 1882, abgedruckt in den Abhandlungen der Senckenbergischen Naturforschenden Gesellschaft. 1883.

[3]) Weitere Beiträge zur vergleichenden Anatomie und Physiologie des Kehlkopfs. Abhandlungen der Senckenbergischen naturforschenden Gesellschaft, 1883.

[4]) Suckstorff, Beitrag zur Kenntnis des Kehlkopfs der Marsupialier. Archiv für Laryngologie, Bd. 13.

Nishiyama, Die Kehlkopfmuskeln des Hylobates lar. Dissertation, Rostock, 1905.

Henkel, Beiträge zur Kenntnis des Kehlkopfs der Marsupialier. Dissertation, Rostock, 1909.

[5]) Vgl. den Nekrolog auf Schmidt im Jahresbericht der Senckenbergischen naturforschenden Gesellschaft, 1890.

In den Ferien während der klinischen Studienzeit liess der Chirurg Jakob Bockenheimer uns Studenten an seiner Poliklinik und an seinen Operationen teilnehmen. Er war ein ungemein rühriger und aufopferungsfähiger Arzt, aber ein allzu kühner und allzusehr auf seine grosse Geschicklichkeit vertrauender Operateur. Bei den Operationen liess er selten Ärzte assistieren, sondern meistens Mitglieder der jetzt ausgestorbenen Gilde der „Assistenzchirurgen" oder „Wundärzte"; wenn er aber in den Ferien Studenten haben konnte, mussten die Wundärzte zurückstehen. Was uns an Geschicklichkeit beim Assistieren abging, glich er durch seine erstaunliche Gewandtheit aus. Für uns Anfänger war diese verantwortliche Tätigkeit eine vortreffliche Schule. Auch zu wichtigen Fällen seiner Privatpraxis nahm er uns mit. Einmal schickte er meinen Freund Guttenplan und mich nach Cronberg, wo wir nachsehen sollten, ob ein Gipskorsett, das er dort einem Knaben mit Wirbelkaries angelegt hatte, gut ertragen würde. Wir entschlossen uns nach langer Beratung, den Kranken von seinem drückenden Panzer zu befreien, und berichteten am nächsten Tage klopfenden Herzens Bockenheimer unsere Tat und die Gründe dafür, denen er zu unserer Freude zustimmte. — Nicht zu rechtfertigen war es, dass er nicht selten schwierige Operationen in elenden Arbeiterwohnungen, statt in der Klinik vornahm. So hat er einmal mit uns Studenten in Bornheim spät am Nachmittage ein grosses Aneurysma am Hinterkopf eines 12 jährigen Knaben operieren wollen. Ein Operationstisch wurde in der engen Erdgeschossstube nahe den kleinen Fenstern improvisiert. Die Ausschälung des Blutsackes erwies sich schwieriger und zeitraubender, als Bockenheimer erwartet hatte, und es wurde darüber dunkel. Nun mussten die Eltern des Knaben mit Stearinkerzen leuchten, und die Nachbarn sammelten sich vor dem Hause an und drückten ihre Nasen an den Fensterscheiben platt. Beim Ausschälen blutete es bald hier und bald da, und als 14 Arterienklemmen an dem Sacke hingen, riss er ab; ein schlürfendes Geräusch, und der Knabe war tot! Das Aneurysma, von der Arteria occipitalis ausgehend, hatte den Knochen usuriert und war mit dem Confluens sinuum in Verbindung getreten; von diesem war nun der Sack abgerissen, und bei der nächsten Atembewegung war Luft durch die beiden Sinus transversi eingetreten und hatte den sofortigen Tod durch Luftembolie zur Folge gehabt. Was in der Stube vorging, blieb den durch die Fenster schauenden Nachbarn nicht verborgen; sie drängten sich murrend herein, und unsere Lage wurde bedenklich. Doch gelang es Bockenheimer, die aufgeregten Leute mit klugen Worten zu beruhigen.

In seiner Poliklinik behandelte er nicht nur chirurgische Fälle, sondern Kranke aller Art, die in grosser Zahl seine Hilfe in Anspruch nahmen. Seine Verordnungen waren oft originell und drastisch. Gegen Krätze z. B. empfahl er Einreibungen mit Petroleum und schloss diese Verordnung stets mit den im Dialekte und mit erhobener Stimme gesprochenen Worten: „und des muss gemacht werrn mittags zwische 12 un 1 Uhr in ere kalte Stubb, sonst hilft's nix". Er meinte hiermit die Leute sicherer vor einer Verbrennung zu schützen als mit der Warnung, die Einreibung nicht in der Nähe von Feuer und Licht vorzunehmen.

Auch bei Adolf Schmidts Sohn Moritz, dem Laryngologen, habe ich in den Ferien viel gearbeitet. Um mich frühzeitig zu seinem zukünftigen Assistenten zu erziehen, brachte er mir die laryngoskopische und rhinoskopische Technik so gründlich bei, dass ich später in Strassburg als Assistent der medizinischen Klinik einen laryngoskopischen Kursus abhalten konnte. Hatte ich schon in früher Kindheit, wenn auch dessen noch unbewusst, eine wichtige und interessante Epoche in der Bekämpfung der Lungentuberkulose in und an unserer Familie miterlebt, so konnte ich jetzt bei Moritz Schmidt schon mit Sachverständnis den Anfang der erfolgreichen therapeutischen Bemühungen gegen die nicht minder gefährliche Kehlkopfschwindsucht, wiederum aus Anlass der Krankheit meiner Mutter, miterleben. Schmidt war schon in den 70 er Jahren auf den Gedanken gekommen, wenn die Lungentuberkulose heilbar sei, müsse es auch die Kehlkopftuberkulose sein, und hatte diese Vermutung in zwei Fällen bestätigt gefunden, bei denen er tuberkulöse Kehlkopfgeschwüre ohne jede lokale Behandlung hatte heilen sehen. Einer dieser Fälle betraf meine Mutter, und ich muss sagen, dass man nach der ganzen Lage des Falles und nach der Beschreibung des Kehlkopfbefundes, die mir Schmidt gegeben hat, auch heute nicht an der Richtigkeit seiner Diagnose zweifeln darf. Damals freilich entgegnete man ihm allgemein: das Geschwür ist geheilt, also war es nicht tuberkulös! Aber er liess sich durch solche absprechende Urteile nicht irre machen, sondern suchte diese Krankheit, vor welcher die Ärzte bisher hilflos die Waffen gestreckt hatten, teils medikamentös, teils chirurgisch zu bekämpfen, und legte den grössten Wert darauf, dass nicht allein das kranke Organ, sondern auch der ganze kranke Mensch rationell behandelt würde. Als er 1880 seine reichen Erfahrungen über die Heilung der Kehlkopftuberkulose in dem „Deutschen Archiv für klinische Medizin" veröffentlichen wollte, schrieb ihm der Herausgeber, Professor von Ziemssen in München, er könne die Arbeit nur annehmen, wenn in der Überschrift das Wort „Heilung" durch „Behandlung" ersetzt würde; Ziemssen glaubte also noch nicht an die

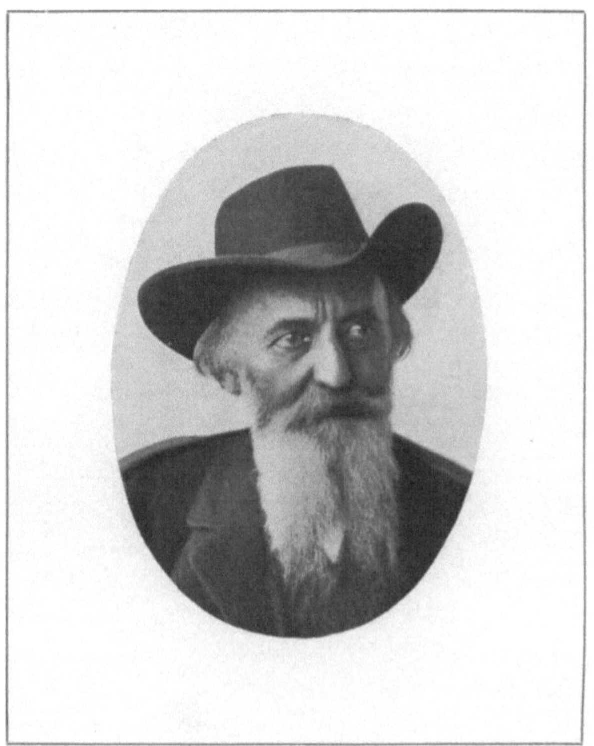

Peter Dettweiler.

J. F. Bergmanns Verlag, München und Wiesbaden.

von **Schmidt** erkannte Heilbarkeit des Leidens. Das zeigt am besten, wie schwer **Schmidts** Kampf gegen eingewurzelte Vorurteile gewesen ist. —

Je weiter ich im Studium vorrückte, desto freundschaftlicher gestaltete sich mein Verhältnis zu **Peter Dettweiler**, dem vielseitig gebildeten Leiter der Falkensteiner Lungenheilanstalt (s. S. 25 u. 28). In meinen letzten akademischen Ferien, kurz vor dem Staatsexamen, durfte ich seinen Assistenten vertreten. Wenige Wochen vorher hatte **Koch** den Tuberkelbazillus entdeckt, und ich hatte nun reichlich Gelegenheit, mich bei **Dettweiler** in der Untersuchung des Sputums auf Bazillen zu üben. **Dettweiler** und **Brehmer** haben sofort richtig erkannt, dass zwar ohne den Bazillus keine Tuberkulose entstehen kann, dass aber fast nur solche Leute erkranken, die zur Infektion disponiert sind, während **Koch** und seine Schüler noch jahrelang jede Disposition leugneten. Um die Fortbildung der **Brehmer**schen Heilmethode hat sich **Dettweiler** grosse Verdienste erworben, indem er die Behandlung der Schwindsüchtigen in geschlossenen Heilanstalten der Vollkommenheit nahe brachte und der Freiluft-Liegekur allgemeine Anerkennung verschaffte. Nie ermüdend erzog er das liebenswürdige, aber oft leichtlebige Völkchen der Schwindsüchtigen zu einer vernünftigen Lebensführung und verglich sich dabei gern mit einem Schäferhunde, der die anvertraute Herde ständig umkreist, um die Trägen anzutreiben und die Übermütigen in Schranken zu halten. Sein schmales, blasses Gesicht noch blässer durch den Kontrast mit seinem langen dunkeln Haar und Barte, liess ahnen, dass er selber dem Siechtum verfallen war, das er bekämpfte. Angetan mit einem schwarzen Radmantel und breitkrempigen Hute, glich der bleiche Mann dem fliegenden Holländer auf der Bühne und wirkte wie dieser dämonisch auf seine Umgebung. Das Gedeihen der Falkensteiner Anstalt hing allein an seiner Persönlichkeit; nur wenige Jahre nach seinem Abgange erstand an ihrer Stelle ein Genesungsheim für Offiziere.

IV. Promotion und Staatsexamen.

Den Doktortitel habe ich vor Ablegung des Staatsexamens erworben. Es war das damals möglich; nur hatte man dabei die Unbequemlichkeit, von sieben statt von drei Examinatoren geprüft zu werden. Aber ich hatte Eile, denn ich wollte meine Eltern bei ihrer silbernen Hochzeit am 12. Juli 1882 mit dem stolzen Titel überraschen. Meine Dissertation: „Beiträge zur vergleichenden Anatomie und Physiologie des Kehlkopfs

der Säugetiere und des Menschen" hatte ich während mehrerer akademischer
Ferienmonate im Senckenbergischen anatomischen Institut ausgearbeitet
(s. S. 46). In der Wahl des Themas sowohl wie in den Fragestellungen
war ich ganz selbständig gewesen, was heutzutage bei medizinischen Dissertationen kaum mehr vorkommen dürfte. Nicht ohne Herzklopfen fragte
ich Waldeyer, ob er das Referat über eine Dissertation übernehmen
würde, die weder von ihm inspiriert noch unter seinen Augen angefertigt
sei, worauf er liebenswürdig entgegnete, es freue ihn sehr, eine Arbeit
begutachten zu können, mit deren Zustandekommen er keine Mühe gehabt
hätte und aus der er etwas zu lernen hoffte. Die zur Promotion nötigen
300 Mark lieh mir ein guter Freund, und am 6. Juli 1882[1]) unterzog ich
mich der Prüfung. Sie war keineswegs schwer, und doch blieb ich den
Examinatoren manche Frage schuldig, denn ich hatte mich allzusehr auf
die Erinnerung an das in den Kliniken Gehörte und Gesehene verlassen
und nicht daran gedacht, nach Lücken meines Wissens zu suchen und sie
durch häusliche Arbeit auszufüllen. Glücklicherweise bescheinigten die
damaligen Strassburger Doktordiplome nur das Bestehen der Prüfung und
verschwiegen das Wie. So ist mir zwar die Überraschung meiner Eltern
gelungen, und die Festfreude bei ihrer silbernen Hochzeit wurde dadurch
noch besonders gehoben, aber vor meinen Lehrern schämte ich mich nicht
wenig und füllte die vier Monate bis zum Beginne des Staatsexamens mit
gründlichem systematischem Arbeiten aus, um die Scharte wieder aus-
wetzen zu können.

Das ist mir auch gelungen. Meine Approbation als Arzt mit dem
Prädikate „sehr gut" ist vom 31. Januar 1883 datiert.

V. Im bunten Rocke (Freiburg und Frankfurt).

Ich hatte keine Lust gehabt, den Zwang des Gymnasiums sofort mit
dem des Heeresdienstes zu vertauschen. Erst nach dem 6. Semester, als
ich schon die Hauptkliniken kennen gelernt hatte, unterbrach ich das
Strassburger Studium und trat mit einigen Freunden am 1. April 1881
beim 113. (5. badischen) Infanterieregiment in Freiburg ein.

Damit mir das Semester auf die Studienzeit angerechnet würde, be-
legte ich die Kinderklinik bei Professor Thomas, weil sie von allen
Kliniken die billigste war, und bin auch drei- oder viermal dort gewesen.
Auch habe ich gelegentlich in den Kliniken des Internisten Bäumler,
des Chirurgen Maass, des Frauenarztes Hegar und des Augenarztes

---

¹) Das Diplom erhielt ich erst nach Ablieferung der gedruckten Dissertation. Es
ist vom 29. XI. 1882 datiert.

Manz hospitiert. Einmal trieb mich fachliches Interesse über Sonntag nach Strassburg, um dort Blatternkranke zu sehen. Im übrigen ruhte die Wissenschaft.

Die Wahl von Freiburg zur Ableistung des halbjährigen Militärdienstes mit der Waffe war in jeder Hinsicht glücklich. Die saubere Dreisamstadt mit dem herrlichen Münster und der schönen Umgebung bot manche Gelegenheit zu Streifzügen in den Schwarzwald, wozu uns reichlich Urlaub erteilt wurde, und der Dienst selber führte uns oft weit ins Gebirge, ja fast jede Felddienstübung, namentlich aber das Regimentschiessen im Kaiserstuhl, das dreitägige Terrainschiessen der Kompagnie im Bärental, auf dem Feldberg, in Todnau und am Schauinsland und das Manöver zwischen Rhein und Schwarzwald wurden zu genussreichen Ausflügen. Der Reiz dieses kriegerischen Treibens im Frieden wurde durch die Sorglosigkeit des Soldatenlebens erhöht; die Fragen: wohin sollen wir unsere Schritte lenken, wo und was werden wir essen und trinken, und wohin können wir unser müdes Haupt betten, brauchten uns nicht zu kümmern, denn für das alles sorgte der Hauptmann.

Aber auch das Garnisonleben zeigte sich von der schönsten Seite. Das Regiment hatte 133 Einjährig-Freiwillige, die fast alle Studenten waren und auf sehr gutem Fusse mit den Offizieren standen. Meine Kompagnie hauste ganz allein für sich in einer kleinen Kaserne hinter dem Münster in der Burgstrasse und führte dort ein idyllisches Dasein, weil sich kaum je ein höherer Vorgesetzter als unser Hauptmann in ihr blicken liess. Dieser vortreffliche Mann, ein Freiherr v. Liechtenstern, wusste sich die Verehrung und Anhänglichkeit seiner Studenten ebenso wie seiner Schwarzwälder Bauern zu verschaffen. Äusserst streng, aber gerecht im Dienste. war er stets bereit, seinen Leuten ausser Dienst alle möglichen Freiheiten zu lassen. Die Kompagnie dankte ihm dafür durch grossen Diensteifer. Schwierige Leute bändigte er mehr durch seinen Humor als durch Strafen, und wen er einmal schwer strafen musste, der riskierte auch noch, von den Kameraden nach ihrer Art gestraft, d. h. im stillen Kämmerlein verhauen zu werden. v. Liechtenstern verstand es, uns den Dienst interessant zu machen; so war er der einzige Hauptmann im Regimente, der seinen Einjährigen vor jeder Felddienstübung die „General- und Spezialidee" mitteilte. Bei seinen Vorgesetzten muss er sehr gut angeschrieben gewesen sein, denn seiner Kompagnie wurde manche interessante Aufgabe gestellt. Dazu gehörte das schon erwähnte dreitägige Terrainschiessen am Feldberg, um das wir von den anderen Kompagnien, die nur einen Tag ganz nahe bei Freiburg auf die gleiche Übung verwenden durften, viel beneidet wurden. Ich habe v. Liechtensterns späteres Vorwärtskommen mit Interesse verfolgt; er ging durch den Generalstab und das Kriegsministerium und ist als Divisionskommandeur gestorben. Der damalige älteste Leutnant der Kompagnie, Leutwein, ist als Besieger der Hereros und der Hottentotten und als Gouverneur von Deutsch-Südwestafrika berühmt geworden.

Den Militärdienst als Einjährig-Freiwilliger Arzt erledigte ich sogleich nach dem Staatsexamen in der Heimatstadt beim 81. Infanterieregimente und absolvierte in Anschluss hieran die für die Beförderung zum Assistenzarzt nötige sechswöchentliche Übung beim 13. Husarenregiment in der Vorstadt Bockenheim.

Für die wissenschaftliche und praktische Fortbildung brachte mir dieser Dienst keinen grossen Gewinn, aber er liess mir viel Zeit, meine Ausbildung in der Laryngologie bei Moritz Schmidt fortzusetzen und mich im Reiten fleissig zu üben. Mein Lehrmeister in der Reitkunst liebte die frühen Ausritte; darum stiegen wir oft bei Tagesgrauen in den Sattel und jagten in der Morgenfrische auf den schönen Waldschneisen zwischen Isenburg und Schwanheim. Der Ritt pflegte an der Kaserne in der Gutleutstrasse zu enden, wo ich meinen Revierdienst abhielt und dann noch etwas vom versäumten Schlafe nachholte.

Das Manöver 1883 war ein Kaisermanöver bei dem nahen Homburg und lieferte viele Kranke in unser Lazarett. Dieses, draussen hinter Bockenheim gelegen, war in jenen Tagen dem Oberstabsarzt Kuthe und mir anvertraut; sonst war kein Militärarzt in der Garnison geblieben. Wir hörten nun deutlich das Schiessen und sahen vom Dache des Lazarettes aus mit dem Fernrohre manche Truppenbewegung. Da verkündete mir Kuthe, dass er am nächsten Tage in Zivil hinauspilgern wolle, um sich die Kaiserparade anzusehen. Ich müsse natürlich den ganzen Tag im Lazarett bleiben und dürfe niemandem verraten, dass er die Garnison verlassen habe. Der Paradetag brach mit herrlichem Sonnenscheine an, und ein erfrischender Wind wehte vom Taunus herab. Da lockte es auch mich hinaus, aber als ich gerade Zivilkleider anziehen wollte, stürzte ein Lazarettgehilfe ins Zimmer und rief: im Hofe ist ein General! Schnell griff ich nach Helm und Degen und eilte hinaus. Da stand vor mir ein alter Herr mit kahlem Gesichte und grosser Brille in ärztlicher Uniform, aber mit den roten Generalsstreifen an den Hosen; das konnte nur Lauer sein, der oberste aller Militärärzte und Leibarzt Seiner Majestät. Seine Frage nach dem Chefarzt brachte mich in Verlegenheit; verraten durfte ich Kuthe nicht, lügen aber auch nicht, darum wich ich der

Antwort durch die Frage aus, ob Exzellenz befehle, dass nach dem Chefarzt geschickt werde. Das wollte der Gewaltige aber nicht, er hätte wenig Zeit und ich sollte ihm das Lazarett zeigen. Die Inspektion, die mehr den Klosettschüsseln als den Kranken galt, verlief glatt, und der alte Herr verabschiedete sich zufrieden. Mein guter Chefarzt bekam einen gewaltigen Schrecken, als ich ihm das Geschehene meldete, beruhigte sich aber schnell, da ja seine Abwesenheit von der Garnison verborgen geblieben war. Dass Lauer das Lazarett auch ohne den wachthabenden Arzt gefunden hätte, wenn er nur zehn Minuten später gekommen wäre, habe ich Kuthe erst nach Jahren gebeichtet.

Unter den aktiven Militärärzten, mit denen ich in Frankfurt dienstlich zu tun hatte, war Richard Pfeiffer, der später als Entdecker des Influenzabazillus und Professor der Hygiene in Königsberg und Breslau bekannt geworden ist. —

Zehn Jahre nach meiner Dienstzeit habe ich einen militärärztlichen Fortbildungskurs in Strassburg mitgemacht und wurde bald darauf zum Stabsarzt der Reserve befördert.

VI. Assistentenzeit in Strassburg.

Nach Ableistung des militärärztlichen Dienstes hatte ich das Glück, eine der vielbegehrten Assistentenstellen an Kussmauls Klinik zu erhalten. Ich bekleidete sie vom 1. Oktober 1883 bis 1. April 1885. Vom 1. April 1884 an war ich gleichzeitig Assistent der Ohrenpoliklinik bei Professor Kuhn.

In der medizinischen Klinik waren vier Assistenten, und auf jeden kamen im Durchschnitt 30 Betten. Da die Klinik nur zum Unterrichte geeignete und wissenschaftlich interessante Fälle aufnahm, auch stets voll belegt war[1]), so hatten wir sehr viel Arbeit. Sommer und Winter mussten wir früh um 7 Uhr mit der Vorvisite beginnen, um pünktlich um 8 dem Chef über alle Vorkommnisse der Nacht und über das Befinden jedes einzelnen Kranken, nach dem er fragte, berichten zu können. Von $8^{1}/_{4}$ bis $9^{1}/_{2}$ Uhr wurde die Klinik abgehalten. Daran schloss sich die Visite mit dem Chef, über deren Gründlichkeit ich schon berichtet habe. Sie dauerte meist bis 11 Uhr. Dann musste ich zur Ohrenpoliklinik eilen, deren Besorgung etwa um 2 Uhr beendet war. Die Zeit von 4 Uhr bis zum Abendessen und oft auch noch nach diesem wurde zu den notwendigen

---

[1]) Die Klinik hatte die Auswahl der Kranken bei der Aufnahme und verwies die von ihr verschmähten an eine nicht klinische Abteilung des Spitals. Die Rekonvaleszenten der Klinik wurden in ein Rekonvaleszentenhaus verlegt.

Untersuchungen und zur Anfertigung der Krankengeschichten verwendet. Kussmaul hielt streng darauf, dass die Krankengeschichten am Krankenbette und nicht im Zimmer des Assistenten geschrieben wurden; ich habe meinem Amanuensis Beneke, dem späteren Professor der pathologischen Anatomie in Königsberg, Marburg und Halle, oft stundenlang diktiert, während er mit dem Schreibbrett auf den Knien an den Betten sass. Nur einer von uns Vieren wohnte im Spitale und hatte dann den Nachtdienst für die drei anderen mit zu versehen. Ein halbes Jahr lang war mir diese ehrenvolle Last übertragen. Kussmaul war der Ansicht, dass der Magen der an Magenerweiterung Leidenden, der sich von selbst niemals völlig entleert, wenigstens alle 24 Stunden einmal ganz leer gemacht werden müsste. Die beste Zeit hierzu schien in der Mitte der Nacht zu liegen. Ich musste deshalb allnächtlich um 2 Uhr aufstehen, alle derartigen Kranken wecken und ihnen die Mägen leerpumpen. Da unser erster Assistent Arnold Cahn zusammen mit dem Privatdozenten von Mering damals über die Magensäuren arbeitete, musste ich auch noch allen gewonnenen Mageninhalt auf Filter stellen, damit die Untersuchung gleich am nächsten Morgen beginnen konnte. Diese nächtliche Arbeit neben des Tages Last und Mühe wurde für etwas Selbstverständliches gehalten und willig ertragen; wusste ich doch, dass der alte Chef sich selber niemals schonte.

So haben wir Assistenten viel unter den Kranken gelebt und mehr, als es wohl sonst geschieht, an ihren Sorgen und Hoffnungen teilgenommen. Die grossen Säle in dem alten Bürgerspital boten auch uns einen behaglichen Aufenthalt. Sie hatten zahlreiche Fenster an beiden Längsseiten und einen grossen offenen Kamin an einer Querseite, in welchem zur Winterszeit mächtige Buchenholzscheite brannten, die für eine vortreffliche Ventilation sorgten und bei Nacht durch den flackernden Widerschein der Flammen an der Saaldecke manchem schlaflosen Kranken ein Gefühl von Behaglichkeit erregten oder ihn von traurigen Gedanken ablenkten. Für die nötige Wärme sorgte ein in der Mitte des Saales stehender riesiger Kachelofen, ebenfalls mit der reinlichen Holzfeuerung.

In der Behandlung der Kranken liess uns Kussmaul völlige Freiheit, verlangte aber eine gute Begründung für jedes aussergewöhnliche therapeutische Tun oder Lassen. Er betrachtete uns als die behandelnden Ärzte und sich als unseren Konsiliarius. Bei den Visiten gab er uns viel von dem reichen Schatze seines Wissens und manche Anregung zu wissenschaftlichen Arbeiten. Hierbei, wie auch bei den Dissertationen war er nicht mit einer einfachen Wiedergabe seiner Ansichten zufrieden, sondern verlangte, dass wir durch eigene Arbeit tief in die zu behandelnde

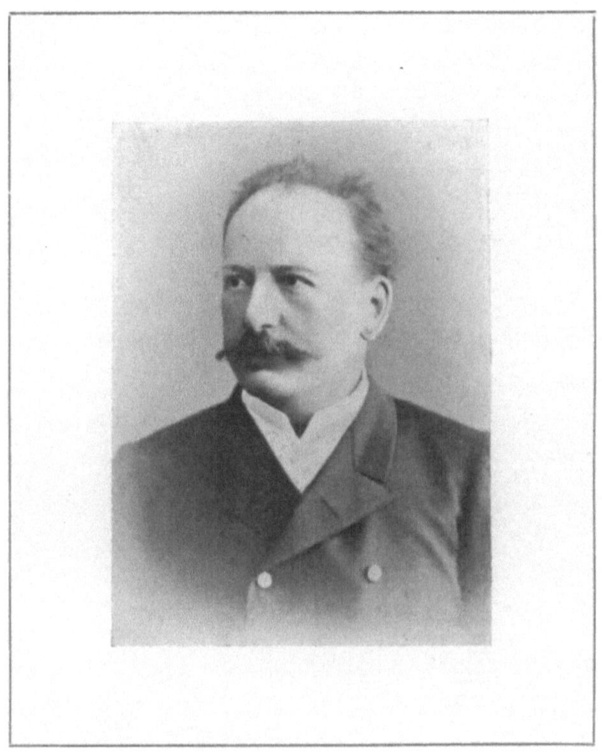

Abraham Kuhn.

J. F. Bergmanns Verlag, München und Wiesbaden.

Frage eindrangen. War ihm dann die Niederschrift vorgelegt, so nahm er sie mit dem Verfasser so oft kritisch durch, bis sie sachlich und sprachlich nichts mehr zu wünschen übrig liess.

Wie schon erwähnt, bin ich während meiner Assistentenzeit an der medizinischen Klinik ein Jahr lang im Nebenamte Assistent der Poliklinik für Ohrenkranke gewesen. Stationäre Ohrenkliniken gab es damals an deutschen Universitäten nur in Halle und Berlin. Die wenigen Ohrenkranken, an denen wir nach dem damaligen Stande der Wissenschaft eingreifendere Operationen ausführten, wurden auf meine Abteilung in der medizinischen Klinik gelegt, und die otogenen Hirnabszesse, Sinus- und Hirnhautentzündungen, die alle noch für unheilbar galten, kamen ebendahin. Der Direktor der Ohrenpoliklinik, Abraham Kuhn, von jüdischer Herkunft, war ein ganz vortrefflicher Arzt und hatte eine ausgedehnte und auserlesene hausärztliche Praxis neben der spezialistischen. Die allgemeine ärztliche Tätigkeit schützte ihn vor der Gefahr, im spezialistischen Kleinkram unterzugehen, und gab ihm — im Gegensatze zu manchen der damaligen akademischen Lehrer der Ohrenheilkunde — die Fähigkeit, sich in die aufblühende Ohrchirurgie erfolgreich einzuarbeiten. Er hatte ein ungewöhnlich sicheres Urteil über den Wert oder Unwert neu aufkommender Forschungsrichtungen und hat seine Kraft nur da eingesetzt, wo er einen wirklichen Erfolg erwarten konnte. Solch gültiges Urteil kommt aber nur bei starken Charakteren vor, weil es persönlichen Mut voraussetzt, und daran fehlte es ihm nicht; so war er z. B. der erste unter den Otologen, der es gewagt hat, den hochmütigen „Grossen" im Fache gelegentlich unter vier Augen bittere Wahrheiten zu sagen. Obwohl er uns nicht zu wissenschaftlichen Arbeiten anregte, hat er doch Schule gemacht; drei seiner Assistenten haben Lehrstühle der Ohrenheilkunde errungen — nach mir Werner Kümmel und Paul Manasse.

Ebenso wie Kussmaul ist mir Kuhn bis an sein Lebensende ein treuer Freund und Berater geblieben.

Eine ärztliche Studienreise.

Wem Gott will rechte Gunst erweisen,
Den schickt er in die weite Welt!

I. Reisewege und Reiseerlebnisse.

Nach der anstrengenden Strassburger Assistentenzeit wollte ich etwas von der Welt sehen. Land und Leute interessierten mich dabei ebenso, wie der damalige Zustand der Heilkunde im Auslande.

Von Moritz Schmidt mit Empfehlungsbriefen ausgerüstet, fuhr ich am 6. April 1885 nach Köln und am nächsten Tage nach Brüssel. Dort kam ich so zeitig an, dass ich noch einen deutschen Kollegen, Bayer, besuchen konnte, der mich abends in einen kleinen Verein deutscher Ärzte führte. Der nächste Tag war der schönen Stadt und ihren bedeutendsten Sehenswürdigkeiten gewidmet; auch besuchte ich noch einen belgischen Kollegen, Capart. Über ihn und Bayer will ich später in anderem Zusammenhange berichten.

Am 9. April ging es über Ostende und Dover nach London. Das Meer, nach dessen Anblick ich mich längst gesehnt hatte, begrüsste mich, von einer steifen Brise aufgewühlt, mit graugrünen, schaumgekrönten Wogen, und ein bedeckter Himmel wölbte sich düster darüber. Hier und da teilten sich die Wolken; dann liess ein flüchtiger Sonnenblick die Fluten in ungeahnter Farbenpracht erglänzen und versilberte die sprühenden Tropfen der Wellenkämme. Nach vier Stunden schaukelnder Fahrt kamen die Kreideklippen von Dover in Sicht, und bald setzte ich den Fuss auf Englands Boden. Eilig trug mich das Dampfross durch die smaragdgrünen Hügel von Kent, dann auf hoher Bahn zwischen den Häusern unendlicher Vorstädte hin nach Ludgate Hill Station in der City.

Hier erwartete mich ein englischer Studienfreund, Plimpton, der mein treuer Mentor in der Weltstadt werden sollte. Ich hatte ihn 1879 in Marburg kennen gelernt, wo er Chemie studierte und bei Professoren und Studenten als stillvergnügter, stets freundlicher Geselle gern gesehen .war. Jetzt war er am University College als Lehrer der Chemie angestellt. Da er gerade Ferien hatte, führte er mich unermüdlich zu den Sehenswürdigkeiten der Weltstadt und ihrer reizenden Umgebung, nachdem er mir zu einem guten und behaglichen Heime verholfen hatte.

Dieses fand ich in dem Hause des sprachgelehrten Professor A. H. Keane im Nordwesten der Stadt nahe dem Oakley Square. Wir einigten uns auf halfboard, d. h. ich hatte das Frühstück und den abendlichen Tee in der Familie und nahm Mittags ein Mahl da ein, wo mich gerade Sehenswürdigkeiten und Studien hingeführt hatten.

Professor Keane lehrte am University College die hindostanische Sprache. Er sprach geläufig französisch und italienisch, auch etwas deutsch. Deutsche Schriftsteller las er gut und hatte auch einige ihrer Bücher ins Englische übersetzt, wie z. B. Dohmes Kunst und Künstler.

Die Vielseitigkeit dieses originellen Gelehrten war mir überraschend. Seine umfassenden Sprachstudien wusste er mit anthropologischen Forschungen zu verbinden. Als in einer Ausstellung im Alexandra Palace eine Lappländerfamilie gezeigt wurde, fand man in ihm den Sachverständigen, der die Lappen wöchentlich zweimal den Besuchern der Ausstellung vorstellte und ihre körperlichen Verhältnisse, Sprache, Sitten und Gewohnheiten in einem Vortrage darlegte. Die Vielseitigkeit der Ausstellung brachte es mit sich, dass stets in demselben Hörsaale unmittelbar vor dem Professor am University College ein „Professor" der Taschenspielkunst auftrat, so dass K e a n e mit seinen Lappen warten musste, bis dieser seine Produktionen beendet hatte und den Saal freigab.

Schon bei der ersten Unterredung verbesserte K e a n e meine Sprachfehler. In unserer Vereinbarung hatten wir festgesetzt, dass er mir täglich Unterricht im Englischen erteilen sollte. Er wusste diese Stunden ebenso genussreich wie nutzbringend zu gestalten, indem er sich häufig über die historische Entwicklung der englischen Sprache verbreitete und mich eine Anzahl von Anglizismen lehrte, deren häufige Anwendung mir bald die staunende Bewunderung P l i m p t o n s eintrug. Blieb ich abends zu Hause, so las K e a n e mit mir in G i b b o n s History of the decline and fall of the roman empire, wobei er stets die formvollendetsten Abschnitte auswählte und ihre sprachlichen Schönheiten hervorhob. Wollte ich der Aufführung eines S h a k e s p e a r e schen Dramas beiwohnen, so nahm er es vorher mit mir durch.

Das Bild des anregenden Gelehrten wäre unvollständig, wenn ich nicht auch sein Äusseres beschriebe. Klein von Wuchs, mit langem, rotem Vollbarte, eine Riesenbrille auf der starken römischen Nase, und den kahlen Kopf mit einem schwarzen Samtkäppchen bedeckt, erschien er wie ein Gnom. Jede Meinungsäusserung oder Erzählung begleitete er mit lebhaften Gestikulationen, woraus ich sogleich erriet, dass er kein geborener Engländer war; seine Wiege hat in Irland gestanden, wo die Leute imstande sind, sich sogar den Hunger mit Lachen zu vertreiben. Seine Frau, ebenfalls lebhaft, sorgte eifrig für seine Bequemlichkeit und räumte ihm alles Unangenehme aus dem Wege. Ihre Freundschaft habe ich mir dadurch erworben, dass ich ihr erlaubte, mich in die Geheimnisse des Whistspieles einzuweihen, das oft abends und an regnerischen Sonntagen von früh bis spät gespielt wurde. Freilich erregte das die Missbilligung eines frommen schottischen Hausgenossen, der das Spiel am Tage des Herrn für eine Sünde erklärte, aber gern mitspielte, als man die Rouleaux herabgelassen und Licht angezündet hatte, denn so glaubte er vor dem Auge des Schöpfers verborgen zu sein.

Von dieser behaglichen Häuslichkeit aus unternahm ich täglich meine Entdeckungsreisen zu den medizinischen und nicht medizinischen Sehenswürdigkeiten der Weltstadt und in die reizende Umgebung. Unvergesslich werden mir die S h a k e s p e a r e -Vorstellungen im Lyceum-Theater bleiben

mit Henry Irving und Ellen Terry in den Hauptrollen, während die
beliebten Monstrekonzerte durch die Massenhaftigkeit des Gebotenen geradezu lähmend wirkten; in einem derselben, in der Royal Albert Hall,
hörte ich den Sarasate, die Albani, die Trebelli, den englischen Tenor
Sims Reeves und Chor- und Orchesterwerke. Die Parks strahlten in
üppiger Frühlingspracht, und die Season vereinigte das vornehme England
in der Hauptstadt. Eine Beschreibung des Lebens und Treibens im Hyde
Park und Regents Park, im Cristal Palace zu Sydenham, in der City und
auf der Themse von Windsor und Kew bis Greenwich, sowie der grossartigen Sammlungen des British Museum und der National Gallery will
ich unterlassen. Wohl aber mag die Schilderung eines reizenden Ausflugs
nach der Insel Wight, einer heiteren Fahrt nach den Epsom downs am
Derby day und eines zwar kurzen, aber wunderbar schönen Besuches in
Schottland hier einen Platz finden.

Nach sieben Wochen anstrengender Arbeit in London fuhr ich am
30. Mai nach Brighton, machte sogleich einen mehrstündigen Abstecher
nach Eastbourne und kehrte noch am Nachmittage nach Brighton zurück.
Beide Seebäder waren in dieser Jahreszeit wenig besucht; so konnte ich
die gewaltige Brandung bei Beachy Head allein und ungestört auf mich
wirken lassen. Vom Strande in Brighton aus sah ich gegen Abend bei
leichtem Regen dem Spiel zahlreicher Delphine zu. Im dortigen Aquarium
bewunderte ich den prachtvollen Stahl- und Silberglanz und die eleganten
Gestalten und Bewegungen der Heringe, die zu Hunderten in dichtem
Schwarme in ihrem Riesenbassin unablässig einen Fels umkreisten. Am
nächsten Morgen lernte ich diesen „Fisch der Armen" noch von einer
anderen vorteilhaften Seite kennen, als ich zum Frühstück in der Nacht
gefangene Exemplare, frisch gebacken, verzehren durfte — für den Binnen-
länder, der den Hering nur gesalzen oder geräuchert kannte, ein ungeahnter Genuss.

Über Nacht hatten sich die Regenwolken verzogen. In der Frühe
eilte ich mit der Bahn nach dem Hafen von Portsmouth und hatte von
da eine prachtvolle Überfahrt über den Meeresarm Solent nach Ryde an
der Nordspitze der Insel Wight. Dann ging es mit der Eisenbahn nach
Shanklin an der Ostspitze und von da zu Fuss nach der Shanklin Chine,
einer sich ins Meer öffnenden, romantischen Schlucht mit üppiger Vegetation. Von hier an prächtige Wanderung — zur Linken stets das Meer —
über Bonchurch und Ventnor, entlang dem Undercliff, einer durch Berg-

stürze aufgedeckten Felsreihe, nach dem Sandrock-Hotel bei Niton an der Südspitze der Insel. Dies kleine Hotel ist der idyllischste Unterschlupf, den ich je gesehen habe. Wie fast alle Landhäuser auf der Insel ist es einstöckig und bis über das Dach so mit Epheu bewachsen, dass man zwar Tür und Fenster sieht, von Mauerwerk aber nichts als die Schornsteine bemerkt. Als es dunkel geworden war, erschallte aus jeder Hecke der Schlag einer Nachtigall. Ich lag bei offenem Fenster wach und lauschte diesem wunderbaren Konzerte, ohne die geringste Sehnsucht nach Schlaf zu spüren. Erst als die Sänger beim Scheine des Frührots verstummten, schlief ich ein und fühlte mich dann den Tag doch munter und frisch, als ob ich die ganze Nacht geschlafen hätte.

War schon die Wanderung längs der Südostküste der Insel reich an farbenprächtigen Bildern gewesen — die Abhänge goldgelb von blühendem Ginster, das Meer tiefblau mit schneeglänzendem Schaumgekräusel und violetten Wolkenschatten — so mehrten sich die landschaftlichen Reize auf der Wagenfahrt vom Sandrock-Hotel nach der Freshwater-Bay. Fast stets sieht man da zur Linken tief unten das Meer. Die niedrigen Häuser der Dörfer sind von Efeu oder Myrthen bedeckt und hinter Bäumen versteckt, aus denen kaum der Kirchturm hervorragt. Nicht nur die Gärten, sondern jeder Acker und jede Weide sind mit wohlgepflegten Hecken umgeben. Die Freshwater Bay ist eingerahmt von schroffen, 100—150 Meter hohen Kreidefelsen. Eine Wanderung auf der in üppigem Wiesengrün prangenden Höhe führt zur Westspitze der Insel. Nun sieht man das Meer, je weiter man nach Westen kommt, desto näher zu beiden Seiten und im Vordergrunde. Abgerissen von der Westspitze ragen drei hohe, blendend weisse Kreidezacken aus der blauen Flut, die Needles.

Am Nachmittage verliess ich, hoch oben auf der Coach, die Küste, um die Nacht in Newport, in der Mitte der Insel, zu verbringen. Die Gegend, welche die Coach durchfuhr, gleicht der zwischen dem Sandrock-Hotel und der Freshwater Bay. Hier und da sieht man über den Meeresarm Solent herüber die Küste von Hampshire schimmern. Newport ist ein reizendes, sauberes Städtchen. Auf einer Höhe in der Nähe liegen ein altes Schloss (Carisbrooke) und die ausgegrabenen Reste einer römischen Villa, von der namentlich die Mosaikböden recht gut erhalten sind. Die Nacht verbrachte ich in dem einfachen, sauberen Gasthause „Wheatsheaf“, d. h. Weizengarbe. Beim Betreten der Gaststube brachte mir das dienende Wesen Filzpantoffeln und zog mir ohne weiteres die Stiefel aus.

Am anderen Morgen fuhr ich mit der Bahn nach Ryde, und der Dampfer, umspielt von Delphinen und prachtvollen Segeljachten, lieferte mich bald im Hafen von Portsmouth ab. Am Abend sass ich wieder am gemütlichen Keaneschen Teetische, und die ganze Tafelrunde lauschte meiner begeisterten Erzählung von der wunderbaren Insel.

Der nächste Tag, der 3. Juni, brachte das Derby, das populärste der zahlreichen englischen Pferderennen, zugleich ein Volksfest in grossem Stile. Meine jungen Hausgenossen und einige ihrer Freunde hatten ein Fuhrwerk gemietet, um zu diesem Fest zu fahren, und ich schloss mich ihnen gern an. Das Fuhrwerk war ein Bierwagen, auf den Bänke gestellt waren. Bei herrlichem Wetter ging es früh fort. Die einstündige Fahrt durch London bot noch nichts Besonderes, aber schon in den Vorstädten gesellten sich uns von allen Seiten her zahlreiche Fuhrwerke zu, denen man sogleich ansah, dass sie dem gleichen Ziele zustrebten. Der Weg durch die reizenden Vorstädte mit ihren Villen und parkartigen Gärten ist an sich schon sehenswert; in unserem Falle gewann er noch an Reiz, da jedes Fenster, jeder Balkon, jede Gartenmauer von lustigen Leuten besetzt war. Dazu die Hunderte von Fuhrwerken jeder Art, Omnibusse und Coaches mit vier Pferden, andere Vier-, Drei-, Zwei- und Einspänner, die zum grossen Teile sonst den verschiedensten Zwecken dienten, Eselswagen dazwischen — alle beladen mit Menschen, deren lustige Feststimmung sich schon sehr früh zeigte. In den Vorstädten hatten wir nicht durch Staub zu leiden, da aber zu erwarten war, dass es draussen auf der Landstrasse ganz anders sein würde, kauften wir unterwegs, wie fast alle anderen Leute, bunte Staubschleier, die, auf den Hüten befestigt, nicht wenig zur Ausschmückung der Festkarawane beitrugen.

Auf dem Rennplatze fanden wir schon eine riesige Menge von Menschen angesammelt und das bunteste Jahrmarktstreiben voll entwickelt. Karussels, Schaukeln und Wettbuden, zu denen sich die Menge drängte, und sonstige Buden aller denkbaren Art waren aufgebaut. Dazwischen standen überall Wagen voller Zuschauer, umgaukelt von Taschenspielern, Wahrsagern, Sängern, Tänzern, die ihren bettelhaften Gewerben nachgingen. Nur wenige Tribünen sind aufgeschlagen; viel elegantes Publikum befindet sich auf der Decke seiner Coaches und ähnlicher Wagen. Der Lord packt seine mitgebrachten Speisen und Getränke mitten unter dem Mob aus, und Champagnerpfropfen knallen in einer Atmosphäre, die durchzogen wird von einer wunderlichen Mischung feinster Parfüms mit Schnaps- und Käseduft.

Das Merkwürdigste ist der lebhafte Anteil, den jeder an den Rennen, den Pferden, den einzelnen Jockeys nimmt, und die Aufregung, die sich aller, vom Lord bis zum Lumpen herab, bemächtigt, sobald die Pferde auf der Bahn erscheinen. Naht das Rennen der Entscheidung, so gibt sich diese fieberhafte Erregung in einem wüsten Lärme kund, der vom Sturmesbrausen in rollenden Donner überzugehen scheint.

Ein ganz anderes Bild als der Hinweg zu den Epsom downs bot der Heimweg. Die ungeheure Menschenmenge hatte sich am Vormittage allmählich angesammelt; nun, nach dem letzten Rennen, strebten alle gleichzeitig heimwärts. Was das zu bedeuten hatte, wurde uns bald klar. Die Wagen fuhren nun dicht gedrängt, wo es anging in drei, ja vier Reihen nebeneinander, und der Staub wurde fast unerträglich. Ein grosser Teil der Heimfahrenden war jetzt maskiert, und es begannen allerlei Scherze, um den Weg kurzweilig zu machen. Überall wurden kleine Metallbüchsen verkauft, ähnlich den Tuben der Maler, die Wasser enthielten und zum Anspritzen von Wagen zu Wagen benutzt wurden. Wir hatten einen grossen Sack voll Erbsen zum Bewerfen des Volkes mitgenommen, was uns Gegengaben an Hafer und Heu eintrug, ganz abgesehen von den reichlichen Wasserstrahlen. Merkwürdigerweise ging das alles heiter und ohne gegenseitigen Protest von statten. In den Vorstädten strömten uns die zu Hause Gebliebenen in grossen, schaulustigen Massen entgegen.

Nach einem Ruhetage trat ich am 5. Juni die Fahrt nach Schottland an. In Oxford überschlug ich ein paar Züge und durchwanderte die krummen Gassen dieser alten Universitätsstadt mit ihren gotischen Bauten aus schon zerbröckelndem Sandstein und den altertümlichen, klosterähnlichen Colleges inmitten herrlicher Parkanlagen, und bewunderte in der Bodleian Library uralte Handschriften und Drucke. Spät abends kam ich nach Liverpool, sah am nächsten Tage die Docks am Mersey und fuhr dann gleich weiter nach Glasgow. Von dort wollte ich mit dem Dampfer nach Oban an der schottischen Westküste. Als ich mich am nächsten Morgen — es war ein Sonntag — an der Landungsbrücke einfand, lag kein Dampfer da, und auf meine erstaunte Frage, ob denn die Worte „sails daily" auf dem offiziellen Fahrplan nichts gelten, bekam ich die ebenso erstaunte Antwort „sunday of course excepted". Einen öden schottischen Sonntag in Glasgow zu verbringen, schien mir unerträglich. Ich fuhr deshalb sofort nach Edinburgh, denn die mir von Bildern bekannten Reize dieses Athen des Nordens konnten auch am Sonntag nicht verhüllt sein. Den ganzen Tag durchwanderte ich einsam die malerisch schöne, aber am Sonntag wie ausgestorben erscheinende Stadt und fuhr erst spät am Abend nach Glasgow zurück.

In der Frühe des nächsten Tages ging die Fahrt durch den von Schiffen aller Art und Grösse belebten Hafen auf der Clyde in stets reizvoller Umgebung. Nach 1½ Stunden erscheint rechts, hoch oben auf steilem Fels, die alte Feste von Dumbarton. Eine halbe Stunde weiter, hinter Greenock, verbreitert sich die Clyde, und malerische Buchten münden in sie ein. Dann windet sich der Dampfer zwischen der Insel Bute und dem schottischen Festlande durch einen schmalen Meeresarm mit romantischen Ufern, die vielfach an den Rheingau erinnern. Bei der Ausfahrt aus diesen „Kyles of Bute" erfreut uns ein herrlicher Blick auf die Berge der südlich vorgelagerten Insel Arran. Neben ihr, in der Ferne, heben sich die blendend weissen Segel einiger vollgetakelter Dreimaster wunderbar vom tiefblauen Himmel ab. Nun wendet sich das Schiff nach Norden und läuft in den Loch Fyne, der die lange Halbinsel Cantire vom Festland trennt. Bei Ardrishaig auf Cantire verlässt man das Seeschiff und wird auf einem kleinen Dampfer durch den malerischen, flussartigen Crinan Kanal geschleust, der die Halbinsel durchquert. An seinem westlichen Ende besteigen wir wieder einen Seedampfer und fahren gen Norden zwischen der zerrissenen Küste und vielen gebirgigen Inseln hindurch. Die schroffen Berge schimmern in' blauen oder violetten Tinten, oder scheinen sich in der Ferne in Luft aufzulösen, und mancher Gipfel ist noch in Schnee gehüllt. Nach neunstündiger Fahrt laufen wir in die Bucht von Oban ein.

Oban ist ein kleines, hübsch an Berg und Bucht angelehntes Städtchen, Ausgangspunkt für viele Hochlands- und Seetouren. Die Bucht dient im Hochsommer zahlreichen Dampf- und Segeljachten als Hafen. Jetzt war es dort noch wenig belebt, und Bucht wie Städtchen schienen ein weltverlorener stiller Winkel. In einem kleinen Gasthause am Strand, Kings Arms Hotel, sicherte ich mir ein Quartier und liess mich dann aus der Bucht hinausrudern dem geröteten Abendhimmel entgegen. Die Sonne war gesunken, aber es blieb noch lange tageshell. Zurückgekehrt konnte ich noch 20 Minuten nach 10 Uhr, ohne Licht anzünden zu müssen, in meinem Zimmer in der Bibel lesen, die nach schottischer Sitte auf dem Nachttische lag. Zum ersten Male genoss ich die helle nordische Sommernacht in vollen Zügen. Sie liess mich nicht schlafen und doch fühlte ich mich dabei behaglich und am Morgen frisch, wie neun Tage zuvor nach dem Nachtigallenkonzert auf der Insel Wight.

In der Frühe des nächsten Tages trug uns ein prachtvoller Touristendampfer aus der stillen Bucht. Die Fahrt galt dem Besuche der Fingalshöhle, dem Wunderwerke vulkanischer Kräfte auf der Insel Staffa. Der Dampfer fährt zunächst entlang der Südküste der Insel Mull, die der

Bucht von Oban weit draussen vorgelagert ist und sich mit fast senkrechten Basaltfelsen zwei- bis dreihundert Meter aus dem Meere erhebt. Nahe ihrer Südwestspitze windet sich das Schiff zwischen einer Unmenge von kaum aus dem Wasser ragenden Klippen hindurch. Kurz darauf erreichen wir nach $2\frac{1}{2}$ stündiger Fahrt die Insel Jona und bewundern, dort ausgebootet, uralte Grabsteine mit den noch leidlich erhaltenen Reliefbildnissen nordischer Könige und Hochlandshäuptlinge, sowie zwei riesige steinerne Runenkreuze, die einzigen übriggebliebenen von angeblich 360 ähnlichen frühchristlichen Kunstwerken, welche die Insel einst geziert haben, aber puritanischen Bilderstürmern zum Opfer gefallen sind.

Bald geht es weiter gen Norden. Zur Rechten starren die zerrissenen Klippen und Berge von Mull, und vor uns hebt sich langsam das ersehnte Ziel der Fahrt, der düstere Basaltfels von Staffa, aus den Fluten. Wir fahren jetzt nicht mehr im Schutze von Inseln, sondern sind dem vollen Anpralle des atlantischen Meeres ausgesetzt. Woge auf Woge wälzt sich von Westen heran und das Rollen des Schiffes beginnt auf manchen seine fatale Wirkung auszuüben. Bald liegt Staffa dicht vor uns. Auf einem schmalen, von schäumender Brandung umtosten Sockel erhebt sich wie eine Riesenmauer seine senkrechte Wand, gebildet aus aufrecht stehenden Basaltsäulen, die eine mächtige kompakte Steindecke tragen. Öde und kahl ist die Insel, nur auf der flachen Höhe grünt spärlicher Graswuchs. Menschen haben dort keine Wohnstätte, doch beleben den Fels zahlreiche Seevögel, die sich, von der Dampfpfeife unseres Schiffes aufgeschreckt, mit blendend weissen Flügeln in die Himmelsbläue erheben. Wir lassen uns durch die Brandung zu der Insel rudern, aber nur wenige wagen es, von dem auf- und abwogenden Boote auf die abgebrochenen Basaltsäulen des Sockels zu springen. Diese Blöcke ragen stufenförmig höher und höher bis zur senkrechten Säulenwand. Das Klettern über sie ist mühsam und gefährlich, denn der beständig von dem Schaume der Brandung übergossene Fels trägt schlüpfrigen Algenwuchs. Die wenigen kühnen jungen Damen, die mit uns gelandet waren, kamen nicht vorwärts, bis sie Schuhe und Strümpfe auszogen und mit nackter Sohle sicheren Halt gewannen. Oben an der Säulenwand ging das Klettern auf trockenem Fels besser. Je weiter wir längs der Wand kamen, desto lauter erschallte das Getöse der Brandung und erhob sich zu einem gewaltigen Brüllen, als wir uns um eine schroffe Kante gewunden hatten und vor dem Eingange der Fingalshöhle standen. Tief in den finsteren Felsenschoss dringt die gewaltige Höhle, riesige Säulen tragen ihr stolzes Gewölbe, Wogen füllen ihren Grund, der Wellenschaum klettert gespenstisch in den Fugen zwischen den Basaltsäulen empor, und dröhnender Widerhall aus dem Felsenschlunde antwortet dem Donner der Brandung. Die Sonne, die Himmel und Flut in blendende Farben kleidet, dringt nicht in die finstere Tiefe. Wie gespenstisch muss erst die Höhle drohen, wenn ihr gewaltiges Tor durch Nebelschleier verhüllt ist, und welche Musik, von Menschen nie gehört, mag ertönen, wenn sich die Wogen sturmgepeitscht in ihren Schlund stürzen!

Nun klettern wir noch auf das flache, spärlich begrünte Dach des dunklen Felseneilandes. Der Rundblick auf das blaue Meer und auf die sonnigen Berge von Mull lässt auch hier keine bedrückte Ossian-Stimmung aufkommen. Dann mahnt uns die Dampfpfeife des Schiffes zur Rückkehr, und sorglich zählen wir beim Abstieg die weit verstreuten Gefährten, denn in dieser Einöde ohne Schutz und Nahrung zurückbleiben zu müssen, wäre eine schlimme Sache.

Weiter geht die Fahrt nach Norden, doch bald wendet sich das Schiff ostwärts und umfährt die Nordküste von Mull in einem schmalen Meeresarme, der die Insel vom Lande trennt. Zur linken schneidet der Loch Linnhe tief in die Hochlandberge ein, in blauer Ferne erhebt sich das schneebedeckte Haupt des Ben Newis, und vor uns öffnet sich wieder die stille Bucht von Oban.

Der nächste Tag war dem Besuche der Hochlandseen Loch Katrine und Loch Lomond gewidmet. Walter Scotts begeisterte Schilderung in „The Lady of the lake“, deren Schönheit ich jetzt besser zu würdigen wusste, als einst auf der Schulbank, hat diese wunderbare Gegend in romantischem Zauber verklärt. Die Eisenbahn führte uns in der Frische des frühen Morgens von Oban, allmählich ansteigend, durch wild zerklüftete, kahle Moor- und Heidegegenden mit tief eingeschnittenen Meeresbuchten und vielen Bergseen nach Callander. Dort bestiegen wir die Coach und fuhren durch ein reichbewaldetes, wild romantisches Tal, die Trossachs, nach dem Loch Katrine. Ein kleiner Dampfer nahm uns auf und glitt vorbei an Felsgebilden, die sich aus hellgrünen Birkenwäldern schroff erheben, und vorbei an Ellens lieblicher Insel. Im Hintergrunde ragt in prächtiger Gestaltung der kahle Bergstock des Ben Venue. Am anderen Ende des Sees bestiegen wir wieder eine Coach und fuhren durch wild zerklüftete Gegenden zum Loch Lomond. Ein schöner grosser Dampfer trug uns nun in $1\frac{1}{2}$ Stunden über die ganze Länge dieses grössten der schottischen Seen. Auch hier bildet ein riesiger kahler Gipfel, der Ben Lomond, einen ernsten Hintergrund der lieblichen und wechselvollen Land- und Wasserbilder. Bei Balloch vertauschten wir das Schiff mit der Eisenbahn. Bald begrüsste uns wieder an der Clyde die alte Feste von Dumbarton, und eine halbe Stunde später rollten wir in den Bahnhof von Glasgow.

Anderen Tages eilte ich sogleich wieder nach Edinburgh, sah die dortigen neuen medizinischen Institute unter der Führung eines liebenswürdigen schottischen Kollegen mit dem deutschen Namen Stockmann, den ich von Strassburg her kannte, wo er bei dem Pharmakologen Schmiedeberg gearbeitet hatte, und besuchte einen schottischen Laryngologen, Mackenzie, von dessen Gastfreundschaft ich später erzählen will.

———

Am nächsten Morgen kehrte ich über Newcastle und York nach London zurück und fuhr zwei Tage später über Dover und Calais nach Paris.

Dort verweilte ich eine Woche. Die Abende waren der Oper und dem Schauspiele gewidmet. Heiteres Wetter benutzte ich zu einem Ausfluge nach Versailles und zum Besuche des Bois de Boulogne, des Jardin d'Acclimatation, des Jardin des Plantes und des Friedhofes Père Lachaise. Zwei Regentage wurden zum Betrachten der Sammlungen im Louvre ausgenutzt, und bei den häufigen Gewittern flüchtete ich in eine der übrigen Sammlungen oder in eine Kirche. So eilte ich auch einmal bei einem losbrechenden Gewitter mit schwerem Hagelschlage in die Kirche Notre Dame, in deren nächster Nähe ich mich gerade befand. Draussen hatte sich der Himmel verdunkelt, und drinnen war es stockfinster, so dass ich hinter der Türe stehen blieb, bis sich das Auge an die Dunkelheit gewöhnt hätte. Da gewahrte ich neben mir in einer Nische undeutlich eine sitzende Gestalt, die mir eifrig winkte und, als ich zögernd näher kam, etwas entgegenhielt. Ich dachte, mir sollte eine gedruckte Beschreibung der Kirche angeboten werden, und griff zu, zog aber die Hand schnell zurück, als sie mit etwas Nassem in Berührung kam. Sogleich fing die Gestalt, die ich jetzt als weiblich und alt erkannte, an, mich entrüstet abzukanzeln. Sie hatte mir einen Wedel mit Weihwasser entgegengehalten, und ich hatte mich durch die Zurückweisung desselben eines Sakrilegs schuldig gemacht. Wenn man mich anhielt und auch noch entdeckte, dass ich ein Prussien war, musste ich ernste Unannehmlichkeiten befürchten. Darum eilte ich so schnell als möglich hinaus in das tobende Unwetter und empfand, wie viel sicherer wir im Donner und Blitz des Herrn aufgehoben sind, als in der fanatischen Gewalt derer, die sein Himmelreich gepachtet zu haben glauben.

Von Paris fuhr ich direkt nach Berlin, verweilte dort sechs Tage im gastlichen Hause meines Onkels Dr. Max Schmidt, des Direktors des

Zoologischen Gartens (s. S. 10), und besuchte in Begleitung alter Schulfreunde die Kliniken des Kinderarztes Henoch, den ich aus seinem trefflichen Lehrbuche schätzen gelernt hatte, und des Ohrenarztes Lucae. Am 30. Juni kam ich wieder nach Frankfurt.

II. Naturwissenschaftliches.

In meiner Studienzeit hatten die jungen Mediziner mehr Interesse für die sogenannten beschreibenden Naturwissenschaften, als heutzutage. Floras liebliche Kinder erquickten uns Herz und Auge, und die Auffindung einer seltenen Pflanze oder eines seltenen Tieres erfüllte manchen mit einer Entdeckerfreude, der keine andere Freude an Reinheit gleichkam. Und wie lernten wir dabei sehen, beobachten und bewundern! Der alte Heim, der nicht nur ein grosser Arzt, sondern auch ein guter Botaniker war, schrieb einmal: „Oft habe ich beim Untersuchen eines Mooses dieses als einen Prediger angesehen, der von der Allmacht Gottes zu mir redete, und das Moos hat mich mehr erbaut und gerührt, als mancher Gottesdienst", und Kessler, sein Biograph, fügt hinzu: „Schwerlich würde Heim ohne die unendliche Übung in der Zergliederung der zartesten Moose die eigentümlichen Strahlen, Ecken und Kanten der verschiedenen Blattern, Bläschen und Narben mancher Krankheiten entdeckt haben."

Ich habe schon erzählt, welchen ästhetischen Genuss mir im Aquarium zu Brighton die Betrachtung eines so gemeinen Tieres, wie es der Hering ist, bereiten konnte. In der Bucht von Oban erfreute mich zum ersten Male die Flora und Fauna des Meeres, und im Bereiche der Brandung an der Felsenküste von Staffa fand ich auf abgebrochenen Basaltsäulen in flachen, tellerartigen Vertiefungen reizende natürliche Aquarien mit den zierlichsten und farbenprächtigsten Algen. Die Üppigkeit der Vegetation in dem feuchtwarmen Klima der Isle of Wight, das einen an südlichere Breiten erinnernden Myrthenwuchs zeitigt, ist schon erwähnt. Aber auch in der nächsten Nähe von London, ja mitten in der Weltstadt selbst, im Hyde Park, überrascht der unzerstörbare smaragdgrüne Rasen, dem man nicht anmerkt, dass täglich Hunderte, an Sonntagen sogar Tausende von Menschen sich den ganzen Tag auf ihm tummeln. Im botanischen Garten in Kew stand eine riesige Rosskastanie, über und über mit ihren weissen Lichtern bedeckt, deren Zweige ringsum in dichter Fülle den Boden berührten, so dass man, durch das Dickicht der Äste eingedrungen, den mächtigen Stamm umwandeln konnte, ohne auch nur den geringsten Durchblick nach aussen zu finden.

In den Tiergärten von Köln, London, Paris und Berlin interessierten

mich vor allem die Stimmen der Halbaffen und der Beuteltiere, die ich
in meiner Doktordissertation aus der anatomischen Beschaffenheit der betreffenden Kehlköpfe zu erklären versucht hatte. In London konnte man
den Lemur Mongoz, dem ich eine besonders laute und schrille Stimme
zugeschrieben hatte, noch auf Primrose Hill hören, wenn er im „Zoo"
Laut gab.

Von den naturhistorischen Museen, die ich sah, ist das Musée Royal
d'Histoire naturelle in Brüssel berühmt wegen seiner vielen, im Stein-
kohlengebiete des Hennegau ausgegrabenen Skelette riesiger Saurier, die
trefflich zur Schau gestellt sind.

Im South Kensington-Museum in London verweilte ich oft stundenlang, was durch das Vorhandensein eines Refreshmentroom erleichtert wurde.
Dort hatte man gerade damals begonnen, biologische Gruppen in künst-
lerisch vollendeter Naturtreue aufzustellen und die wissenschaftliche Sammlung von der Schau- und Lehrsammlung zu trennen. Dieses Bestreben,
das in Deutschland zuerst im Senckenbergischen Museum in Frankfurt a. M.
vollständig durchgeführt wurde, ging Hand in Hand mit dem siegreichen
Vordringen der Entwicklungslehre, welche die Bedeutung der biologischen
Beziehungen zwischen Tier und Tier, und Tier und Pflanze erkennen liess
und mit der alten Lehre von der Konstanz der Arten aufräumte. Während
man sich früher mit der Aufstellung weniger Exemplare von jeder Tierart
begnügen durfte und deshalb die Dubletten möglichst bald abstiess, musste
man jetzt, um die Veränderlichkeit der Arten zu studieren, viele Exemplare in allen Altersstufen und von allen Fundorten sammeln. Ein solches
Material kann nicht mehr ausgestellt, sondern nur noch in Magazinen aufgestapelt werden. Die öffentliche biologische Schausammlung und die
Lehrsammlung aber gewinnen fortdauernd an Interesse für alle Gebildeten
und werben unter der Jugend immer neue begeisterte Forscher. So liessen
mich die biologischen Gruppen in South Kensington des ehrwürdigen
Darwin gedenken, und als ich die heiligen Hallen der Westminster Abbey
betrat, eilte ich erst zu seinem schlichten Grabe, ehe ich mich dem weltberühmten Dichterwinkel zuwandte.

III. Ärzte und Krankenhäuser.

Dass ich die angeblich vornehme Kollegialität und mustergültigen
Standessitten der englischen Ärzte kennen lernen sollte, war einer der
Wünsche von Moritz Schmidt gewesen. Nach meinem eigenen Gefühle
bedurfte ich dessen freilich nicht, denn meine früheren Lehrer Kussmaul
und Kuhn und dann Schmidt selber zeichneten sich durch feinen ärzt-

lichen Takt und stets freundliches Wesen gegen Kranke und Kollegen so
sehr aus, dass die Assistententätigkeit bei ihnen eine weit bessere Schulung
in der ärztlichen Ethik war, als es der Umgang mit noch so hervorragenden
englischen Kollegen sein konnte. Ich fand denn auch in den Standessitten
der ausländischen, namentlich der englischen Ärzte kaum etwas Neues,
nur ihre Gastfreundschaft erschien mir höher ausgebildet zu sein als bei
uns. Dass der deutsche Ärztestand in sittlicher und kollegialer Hinsicht
weit höher zu bewerten war, als zum mindesten Englands bekanntester
Laryngologe Morell Makenzie und seine ärztlichen Parteigänger, hat
zwei Jahre später die Leidensgeschichte Kaiser Friedrichs aller Welt
enthüllt.

Eine überaus herzliche Aufnahme fand ich zuerst bei Bayer in
Brüssel. Er war freilich ein Landsmann, in der Laryngologie Schüler des
älteren Bruns. Seine Gastfreundschaft wurde nur überboten durch den
in der Wissenschaft wenig bekannten Laryngologen Mackenzie in Edinburgh — nicht zu verwechseln mit seinem Londoner Namensvetter (s. u.).
An ihn hatte mir Moritz Schmidt eine Empfehlung mitgegeben, weil
er der irrigen Meinung war, seine Arbeit über die Behandlung der Kehlkopfschwindsucht sei von diesem Mackenzie[1]) ins Englische übersetzt
worden; es fand sich aber sogleich, dass Mackenzie kein Wort deutsch
verstand und von Schmidts Existenz nichts wusste. Trotzdem nahm er
sich meiner freundlich an und nötigte mich, seiner Privatsprechstunde
beizuwohnen und den Lunch mit ihm und seiner hübschen jungen Frau
einzunehmen. Als ich mich darauf dankend entfernen wollte, erklärte mir
die Frau lachend, zum Abschiednehmen sei später noch Zeit, einstweilen
erwarte sie mich zum dinner. Dann führte mich Mackenzie in die
malerische und historisch ungemein interessante Altstadt und auf das sie
überragende Schloss. Nach dem dinner hatte ich Mühe, wieder in mein
Hotel zu kommen, denn die guten Leute wollten mich auch beherbergen
und hatten schon den Diener beauftragt, mein Gepäck in ihr Haus
zu holen.

In der Weltstadt London, wo jahraus jahrein ärztliche Reisende aus
aller Herren Länder das Handwerk begrüssen, durfte ich natürlich kein
so weitgehendes Entgegenkommen seitens der Grössen erwarten, aber
freundlicher Rat und Belehrung wurde mir von ihnen stets zuteil.

In einer „Conversazione" der Medical Society (s. u.), zu welcher mich
Semon, und in den Meetings der Educational, der Anthropological und
der Peace Society, zu welchen mich Keane mitnahm, lernte ich kennen,

---

[1]) Die Mackenzie sind im Inselreiche so zahlreich wie bei uns die Meier und
Müller.

wie gut wissenschaftliche Diskussionen verlaufen, wenn sie sich äusserlich in einer traditionell-feierlichen Form abwickeln. Hat der Redner des Tages seinen Vortrag beendet, so verlangt die Sitte, dass ein Zuhörer, der sich dazu berufen fühlt, oder vielleicht auch damit beauftragt worden ist, in längerer Ausführung auf das Thema des Vortrages eingeht und dann vorschlägt, dem Redner den Dank der Versammlung kundzugeben. Darauf fragt der Vorsitzende, ob jemand diesen Antrag unterstütze, und ein anderer übernimmt sogleich die Gefälligkeit, wobei er sich meist ebenfalls zur Sache äussert. Auch mehrere hintereinander können in solcher Weise den Antrag unterstützen. Da es die Höflichkeit verlangt, dass dem Vortragenden niemals der Dank der Zuhörer versagt werde, muss auch die Opposition den Dankesantrag unterstützen und demgemäss ihre bitteren Pillen in das Gold liebenswürdiger Formen hüllen. Erscheint dem Vorsitzenden der Antrag genügend unterstützt, so fordert er die Zuhörer auf, dem Redner durch Erheben der Hand zu danken. Sobald dies geschehen ist, erhält der Vortragende das Schlusswort, welches in einen Dank an die Diskussionsredner auszuklingen pflegt.

Dieser anscheinend schwerfällige Gebrauch bringt in dreifacher Hinsicht Nutzen; er verhütet, dass das Thema platt zu Boden fällt, wie so oft bei uns, wenn sich alle scheuen, die Diskussion zu eröffnen; er gibt ferner dem Vorsitzenden die Möglichkeit, jederzeit den Antrag auf das Dankesvotum für genügend unterstützt zu erklären und damit uferlos verlaufende Diskussionen abzuschneiden, und endlich zwingt er, wie schon gesagt, die Opposition, bei aller Schärfe in der Sache doch in der Form höflich zu bleiben.

Die schon erwähnte „Conversazione“ der Medical Society am 5. Mai, an der auch Damen teilnahmen, zeigte die Geschicklichkeit der Londoner Ärzte, ihre wissenschaftliche Arbeit mit Kunstgenuss und zwangloser Geselligkeit zu verbinden. In dem Hause der Gesellschaft empfing der Präsident, oben an der Treppe stehend, jedes Mitglied und jeden geladenen Gast mit einem freundlichen Worte und Händedruck. Zunächst hielt Professor Humphry, der damalige, auch in Deutschland hochgeschätzte Anatom und Chirurg der Universität Cambridge, einen Vortrag über Lebensdauer und Altersveränderungen. Nach der, in der oben geschilderten Weise verlaufenen Diskussion über den Vortrag unterhielt man sich gruppenweise in grossen Gesellschaftsräumen, nahm eine dargereichte Tasse Tee, oder stärkte sich am Büffet etwas gründlicher, und besichtigte reiche Ausstellungen von neuen Instrumenten, von seltenen Büchern aus der Bibliothek der Gesellschaft und von Gemälden japanischer und englischer Künstler aus dem Besitze von Mitgliedern.

In schroffem Gegensatze zu solch würdevollem Auftreten der Ärzte stand das kindische Gebahren von Studenten bei einer Preisverteilung in der medizinischen Schule von University College, der ich am 20. Mai unter Plimptons Führung beiwohnen durfte. Obwohl der Akt feierlich sein sollte, begleiteten die jungen Herren jede Preisverteilung mit ohrzerreissendem Klatschen, Trampeln und Nachahmen von Hundegekläff, Katzenmiauen, Ochsenbrüllen, Schafblöken, Pferdewiehern, Eselschreien und Hahnenkrähen. Es wurden nur wenige Studenten mit Preisen bedacht, diese aber alle mit mehreren; einer erhielt nicht weniger als sechs. Die Preise waren Instrumente und Medaillen.

Ausser dem schönen St. Thomas Hospital, in das mich, wie ich später erzählen will, Semons Poliklinik oft führte, habe ich mir noch folgende Londoner Krankenhäuser genau angesehen: das durch seine trefflichen hygienischen Einrichtungen berühmte Brompton Hospital für Schwindsüchtige, das alte Guys Hospital, das ehrwürdige St. Bartholomews Hospital, in dem einst Harvey gelehrt hatte, das deutsche Spital in Dalston, Kings College Hospital und Moorfields Augenspital. Altbewährte und genial erfundene neue Krankenhauseinrichtungen waren da in Fülle zu studieren.

Von den englischen und schottischen Chirurgen, die sich später um die Operation von otogenen Hirnerkrankungen verdient gemacht haben, bin ich leider keinem begegnet. Horsley und Macewen waren erst aufgehende Sterne, und Lane und Ballance, die bald unabhängig von ihrem genialen Vorgänger Zaufal die Sinus- und Jugularis-Chirurgie ausbauen sollten, waren damals noch in untergeordneten Spitalstellungen. Der allverehrte Führer war Sir Joseph Lister, der grosse Wohltäter der Menschheit. Ich erwartete ihn am 15. Mai am Eingange von Kings College Hospital und übergab ihm eine Empfehlungskarte, die ich Hermann Weber, dem bekanntesten deutschen Arzte in London, verdankte. Lister huldigte noch streng seinem rein antiseptischen Verfahren, während man in Deutschland bereits damals ein aseptisches Vorgehen mit dem antiseptischen zu vereinigen begann, und Listers Londoner Kollege Spencer Wells bei seinen Ovariotomien auf jedes Antiseptikum verzichtete und sich auf die gründliche Anwendung von Wasser und Seife beschränkte. Heutzutage schüttelt wohl mancher ungläubig den Kopf, wenn er erfährt, wie Listers rein antiseptisches Verfahren damals beschaffen war und gehandhabt wurde. Da ich Lister von seinem Wagen bis an den Operationstisch begleitet habe, konnte mir nichts von dem entgehen, was er tat und was er unterliess. Er operierte im Gehrock, ohne Schürze oder Mantel, und ohne sich vorher die Hände zu waschen. Dagegen rasierte er selbst das Operationsgebiet, überschwemmte es mit einer wahren Flut von Karbollösung und operierte unter dem Dampfspray. Die Fälle boten nichts Besonderes und gestatteten dem Operateur nicht, eine besondere Geschicklichkeit zu zeigen; es waren die Ausschälung einer beweglichen Geschwulst aus der Brustdrüse, die Eröffnung eines Abszesses an der gleichen Stelle und die Abzapfung des Inhaltes einer Kropfzyste mit nachfolgender innerer Reizung mittels Chlorzinks. Auf die Verbände wurde grosser Wert gelegt; fertige Lagen von Verbandmull, jede bedeckt mit einem undurchlässigen Stoffe, waren in grosser Menge zur Hand. Da sich diese Schichten des Verbandes überall deckten, trennte sie natürlich auch der undurchlässige Stoff, so dass ein Aufsaugen der Wundsekrete in den Verband unmöglich war. Zur Befestigung dienten die gewöhnlichen Rollbinden, und am Rande wurden die Verbände, wo es anging, mittels daumenbreiter elastischer Bänder fest gegen den Körper angehalten. Lister ist bekanntlich bei diesem rein antiseptischen Verfahren, das die Wunde vor den vermeintlich in der Luft schwebenden Bakterien schützen und eingedrungene Bakterien abtöten sollte, nicht stehen geblieben, sondern, Schritt für Schritt weiter gehend, hat er seine eigenen Vorschriften verworfen, sobald er einen besseren Ersatz dafür gefunden zu haben glaubte, und damit selber der Asepsis zum Siege verholfen.

Sehr gut gefiel mir die Art, wie Lister durch geschickte Faltung eines Handtuchzipfels eine Chloroformmaske improvisierte; er wollte damit gewiss nicht dem Spitale die kleine Ausgabe für Masken ersparen, sondern nur seine Schüler lehren, sich in der Not zu helfen. Ich fand seinen Kunstgriff später bei eiligen Operationen in den Wohnungen der Armen sehr nützlich.

Im St. Thomas Hospital machte ich häufig die lehrreiche Visite des inneren Klinikers Ord mit, wobei ich unter vielem anderen fünf Fälle von Myxödem sah. Ord selber hatte sich grosse Verdienste um die Kenntnis dieser, damals noch „neuen" Krankheit erworben. Bei Semon sah ich kurz darauf den sechsten Fall; auch Semons Name ist mit der Entdeckungsgeschichte dieser Krankheit verknüpft, denn ihm verdanken wir die Erkenntnis ihrer Übereinstimmung mit der Cachexia strumipriva.

Die Kürze meines Aufenthaltes in Paris gestattete mir nicht, viel nach den dortigen Ärzten zu fragen. Ich besuchte den Ohrenarzt Löwenberg, einen geborenen Österreicher, und ging in die Salpetrière, um eine Empfehlungskarte bei Charcot abzugeben. Der Pförtner des Krankenhauses riet mir, ihn am Tore zu erwarten; es werde bald ein Herr vorfahren und erst im Wagen seine Zeitung fertig lesen, ehe er aussteige, der sei Charcot. Und so war es auch. Charcot sprach mit Verehrung von meinem Lehrer Kussmaul. Mein schlechtes Französisch beantwortete er liebenswürdigerweise in seinem ebenso mangelhaften Deutsch; aber als er gehört hatte, dass ich aus London kam, versuchte er es sogleich mit der englischen Sprache, in der wir uns besser unterhalten konnten. Auf die Säle ging er nicht, sondern hörte nur die Klagen einiger ambulanten Kranken an und schrieb ihnen Rezepte, ohne sie vorher zu untersuchen und ohne seinen Zylinderhut abzunehmen.

IV. Otologische und laryngologische Studien.

Da die wissenschaftliche Ohrenheilkunde in dem Inselreiche nach dem Erlöschen der glänzenden Sterne Wilde und Toynbee schlafen gegangen war, habe ich in London nur einen Ohrenarzt, Dalby, besucht, eigentlich nur, weil er Toynbees Haus bewohnte, das mich als Stätte der einstigen Wirksamkeit des ehrwürdigen Toten anzog. Doch wurde ich reichlich belohnt, denn Dalby lehrte mich einige recht praktische Instrumente kennen, die ich noch heute in Gebrauch habe.

Viel Neues und Merkwürdiges bot mir das sorgfältige Studium der berühmten Toynbeeschen Sammlung pathologischer Ohrpräparate. Sie war im Museum des College of Surgeons sehr gut aufgestellt, und der gedruckte umfangreiche „Descriptive Catalogue", von Toynbee selber verfasst, erleichterte ihr Studium ungemein. Indem ich Stück für Stück der Sammlung mit Toynbees Beschreibung und der zugehörigen Krankengeschichte im Kataloge verglich, nahm ich gewissermassen ein Privatissimum bei dem toten Meister.

Auf dem Gebiete der Laryngologie habe ich schon in Brüssel, trotz eines nur 1½-tägigen Aufenthaltes daselbst, Interessantes und Nützliches kennen gelernt. Bayer, dessen liebenswürdige Gastfreundschaft ich schon erwähnt habe, laryngoskopierte in seinem, nur durch Vorhänge mässig verdunkelten Zimmer und bewies mir damit die Entbehrlichkeit der abscheulichen schwarzen Kammer, die damals bei Moritz Schmidt und in Strassburg, soviel ich weiss auch sonst überall in Deutschland beim Laryngoskopieren noch für notwendig gehalten wurde. Auch in London hatte man die Dunkelkammer bereits aufgegeben. Heutzutage dient sie fast nur noch anderen Zwecken, wie z. B. der Durchleuchtung der Höhlen des Gesichtsschädels. Für die Galvanokaustik verwendete Bayer bereits Akkumulatoren, während sich die deutschen Laryngologen damals noch mit den ungleichmässig wirkenden Tauchbatterien behalfen.

Ein anderer Brüsseler Laryngologe, Capart, zeigte mir seine vollständige Sammlung der seit Erfindung der Laryngoskopie und Rhinoskopie angewendeten Kehlkopf- und Naseninstrumente. Als er mit der eingehenden Demonstration derselben zu Ende gekommen war, klagte er mit elegischen Tone: „Maintenant presque tous ces instruments sont inutiles. La cocaïne est la mort de notre spécialité, car tout le monde peut faire les opérations avec elle"! Das Kokain war zwei Jahre vorher als lokales Anästhetikum in die Laryngologie und Rhinologie eingeführt worden und hatte namentlich die vorher ungemein schwierigen Operationen im Innern des Kehlkopfs in geradezu verblüffender Weise erleichtert, ja zum Teile überhaupt erst möglich gemacht. Damit war in der Tat den exklusiven laryngo-therapeutischen Technikern die Existenzberechtigung entzogen, und die Vertretung der Laryngologie ist heutzutage fast überall an den Universitäten und in der Praxis durch das gemeinsame Grenzgebiet der Rhinologie mit der Otologie verbunden.

Nicht so klar wie Capart erkannte Semon in London die zukünftige Stellung der Laryngologie im Rahmen einer rationellen Arbeitsteilung in der ärztlichen Wissenschaft und Praxis[1]); er war ein fanatischer Eiferer für die absolute Selbständigkeit dieses Faches. Leider wusste ich das noch nicht, als ich ihn aufsuchte, sonst hätte ich ihm nicht sogleich in meiner jungen Weisheit empfohlen, sein kurz vorher gegründetes „Internationales Centralblatt für Laryngologie und Rhinologie" durch die Aufnahme der Otologie zu erweitern, wie es in der älteren „Monatsschrift" von vornherein geschehen war. Dieser Vorschlag entfesselte zu meiner Verblüffung einen so gereizten Widerspruch, dass ich das Gespräch als gänzlich aussichtslos fallen liess.

Semon, von deutsch-jüdischer Herkunft, war Schüler und Assistent von Morell Mackenzie gewesen und dann dessen begabtester Nebenbuhler in England geworden. Aus der Rivalität zwischen den beiden ehrgeizigen Männern hatte sich bereits damals ein unverhüllter gegenseitiger Hass entwickelt, der durch Zwischenträgereien eifrig geschürt wurde. Deshalb konnte ich mich nur einem der beiden anschliessen und wählte Semon.

Semon hielt seine Poliklinik im St. Thomas Hospital, das am südlichen Ufer der Themse liegt, gerade gegenüber dem prachtvollen Parlamentsgebäude und der Westminsterabtei. Von der Westminsterbrücke auf diese wunderbaren Bauwerke und auf den wechselvoll belebten Fluss sehen zu können, lohnte schon allein den weiten Weg zur Poliklinik.

---

[1]) Vgl. O. Körner, Die Arbeitsteilung in der Heilkunde. Wiesbaden, J. F. Bergmanns Verlag, 1909.

Dort war die Zahl der Kranken gross, und die Möglichkeit, sie genau zu untersuchen, reichlich gegeben.

Unter den vielen Kranken, die ich dort gesehen habe, sind mir besonders zwei Lepröse in Erinnerung geblieben, bei denen das schwere Leiden auch Schlund und Kehlkopf ergriffen hatte. Bei dem einen waren fünf oder sechs Knoten im weichen Gaumen zerfallen, so dass dieser durchlöchert erschien wie ein grobes Sieb. Einen ähnlichen Befund habe ich in den Beschreibungen der Krankheit in unseren Lehrbüchern nirgends erwähnt gefunden. Ein Kollege aus dänisch Westindien, der mich später in Rostock besuchte, hatte die oberen Luftwege bei 72 Leprösen sorgfältig untersucht, aber solche Perforationen nie gesehen, doch kannte er sie aus einer französischen Monographie. Kehlkopfsyphilis fand ich in allen Formen und Stadien reichlich vertreten; ein Fall von Plaques auf der Epiglottis war der erste, den Semon gesehen hat; einmal darauf aufmerksam geworden, habe ich diese Lokalisation der Krankheit später gar nicht selten gefunden. Auffallend gering an Zahl waren die Fälle von Kehlkopftuberkulose, verhältnismässig häufig dagegen Kehlkopflähmungen.

Obwohl ich bei Morell Mackenzie aus dem oben angegebenen Grunde nicht arbeiten wollte, besuchte ich ihn und ging auch einigemal in die Poliklinik des von ihm begründeten Throat Hospital. Von den dortigen Ärzten gefiel mir Mc. Neill Whistler am meisten, am wenigsten Mark Hovell, der damals, wie ich in meinem Tagebuch vermerkt habe, noch nicht ordentlich mit dem Spiegel untersuchen konnte. Schon zwei Jahre später wurde er für geeignet gehalten, an der Behandlung Kaiser Friedrichs teilzunehmen! Mit Mackenzie habe ich nur einige Worte gesprochen; er wusste kaum etwas von Moritz Schmidt, und den Namen Kussmauls hatte er zwar gehört, musste aber erst fragen, welches Fach er vertrete. Diese Unkenntnis der kontinentalen Wissenschaft und ihrer hervorragenden Vertreter war mir verblüffend. Zwei Jahre später hatte Mackenzie in einer für ihn höchst fatalen Lage (s. u.) die Gelegenheit, Kussmaul und Schmidt persönlich kennen zu lernen. Als ich ihn besuchte, stand er noch auf der Höhe seines Ruhmes, und sein Wissen und Können wurde auch von Semon nicht in Zweifel gezogen; aber bald verspielte er Ansehen und Glück durch sein niederträchtiges Verhalten bei der Krankheit Kaiser Friedrichs. Er ist, von aller Welt verlassen und gänzlich verarmt, 1892 gestorben, während sein Diener durch die Schmiergelder der Patienten, die er ausser der Reihe vorgelassen hatte, ein wohlhabender Mann geworden war. Mackenzies Nebenbuhler Semon hat allmählich an äusserer Stellung und an äusseren Ehren alles errungen, was sein Feind einst besessen hatte; aber sein Streben, der Laryngologie eine selbständige Stellung zu erkämpfen, wobei er auch vor bedenklichen Mitteln nicht zurückscheute, ist vergeblich gewesen. 1909 hat er sich in das Privatleben zurückgezogen und 1915 bei uns sein Ansehen verscherzt, weil er als Deutscher in England gegen unsere Kriegsführung öffentlich protestiert hat. Sein berühmtes „Gesetz", für dessen Begründung und Verteidigung er fast seine ganze schriftstellerische Tätigkeit eingesetzt hatte, fand ich nur so weit richtig, wie es schon vor ihm Rosenbach aufgestellt hatte[1]).

Neun Jahre in der ärztlichen Praxis.

> Wo lernten wir am meisten?
> In den Schulen? Von den
> Professoren? Wir lernten am
> meisten, als wir auf freies
> Feld gingen und aufzufliegen
> versuchten, so gut es ging.
> Gustav Frenssen
> (Jörn Uhl).

I. Leben und Praxis.

Am 1. Juli 1885 wurde ich Assistent bei dem schon mehrmals genannten Laryngologen Moritz Schmidt in Frankfurt a. M. und begann gleichzeitig in einer kleinen Wohnung in der Bethmannstrasse meine eigenen Sprechstunden für Ohrenkranke. Zugleich übertrug mir mein neuer Chef einen Teil seiner hausärztlichen Praxis, die er neben seiner spezialistischen Tätigkeit nicht mehr bewältigen konnte und nun völlig aufgab. So hatte ich von vornherein reichlich Beschäftigung, und es wurde mir erspart, mit Sorgen auf die ersten Kranken zu warten.

Bei Schmidt fand ich als älteren Assistenten den Dr. Otto Fester vor, in dessen Stellung ich nach einem Vierteljahre aufrückte, während Dr. Heinrich Eulenstein, ein in Chirurgie und Otologie gut ausgebildeter Altersgenosse, zweiter Assistent wurde.

Schmidt's spezialistische Praxis war schon damals sehr umfangreich. Seine Hilfe wurde vorzugsweise von den oberen Zehntausend und von dem soliden Bürgerstande aus Frankfurt und der weiteren Umgebung in Anspruch genommen; gab es doch damals an den Nachbaruniversitäten Giessen und Marburg ebensowenig einen Vertreter der Laryngologie wie der Otologie. Auch viele Ausländer, namentlich Amerikaner und Engländer, die den Kontinent bereisten, erschienen in seiner Sprechstunde.

---

[1]) O. Körner, Über bulbäre Kehlkopflähmungen. Zeitschrift für Ohrenheilkunde Bd. 62.

Zur Bewältigung dieser grossen Klientel arbeitete Schmidt mit uns beiden Assistenten täglich 4—5 Stunden (von 11 bis 12¹/₂ und von 3 bis 5 oder 6 Uhr). Daneben hielt ich meine beiden eigenen Sprechstunden von 8 bis 9 und 2—3 Uhr ab und besorgte meine hausärztliche Praxis von 9 bis 11 Uhr und abends. Schmidt gönnte sich nur selten eine Erholung, denn seine Klientel war recht anspruchsvoll und schien von ihm zu verlangen, dass er sich in ihrem Dienste aufzehrte. Entzog er sich einmal der Praxis, um auf die Jagd zu gehen, so geschah das möglichst heimlich. Von seinem ersten Assistenten verlangte er deshalb, dass dieser in seiner Abwesenheit, wo es möglich wäre, stillschweigend als Chef auftreten sollte. Da Fester und ich Vollbärte trugen und dadurch sehr würdig aussahen, gelang diese Täuschung oft. So habe ich einmal in der Vertretung Schmidts mir selber Konkurrenz gemacht. Eine Bauersfrau hatte mir in meiner Sprechstunde ihr Kind zugeführt, und ich hatte die Tonsillotomie vorgeschlagen, worauf sich die Frau Bedenkzeit ausbat und wegging. Eine Stunde später erschien sie mit dem Kinde in Schmidts Sprechzimmer wieder vor mir, starrte mich zuerst entsetzt an, mochte aber dann wohl denken, Körner und Schmidt sähen sich merkwürdig ähnlich, denn sie gestattete mir, die nochmals empfohlene kleine Operation sofort vorzunehmen. So floss das Honorar für meine Leistung in Schmidts Kasse und war auch beträchtlich höher als meine, des nicht berühmten Anfängers Forderung gewesen wäre. Ein anderes Mal kam ein sehr anspruchsvoller Herr, der Chef und Assistenten bereits kannte, als Schmidt gerade nach Isenburg gefahren war, um einen Dachs zu graben, und war äusserst ungehalten, weil er Schmidt nicht antraf. Da erklärte ihm Fester mit feierlicher Miene, Schmidt sei zu einem höchstwichtigen Falle gerufen worden; es handele sich um einen Herrn Dachs in Isenburg, dessen Tod noch vor Abend zu befürchten sei. Damit beruhigte sich der Aufgeregte. Am nächsten Tage kam er wieder und ging ahnungslos an dem toten „Herrn" Dachs vorüber, der im Hofe an den Hinterbeinen aufgehängt war.

Schmidt war in der Laryngologie Autodidakt und besass in hohem Masse die Fähigkeit, sein durch eisernen Fleiss erworbenes Wissen und Können uns Assistenten beizubringen. Wie meinen Lehrer in der Ohrenheilkunde Abraham Kuhn hatte auch ihn eine langjährige hausärztliche Tätigkeit gelehrt, nicht nur ein krankes Organ, sondern den kranken Menschen zu behandeln. Dabei war er grosser Optimist, und seine Zuversicht auf den Erfolg seiner Therapie erwarb ihm das Vertrauen der Kranken in ungewöhnlichem Masse.

Schmidt erwartete als Lohn für die mächtige Förderung, die er

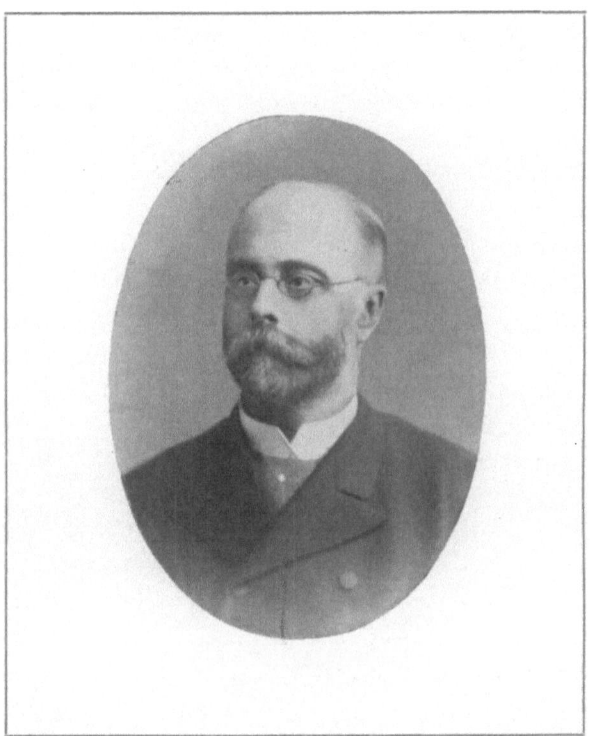

Moritz Schmidt.

J. F. Bergmanns Verlag, München und Wiesbaden.

mir hatte zuteil werden lassen, dass ich ihm nun auch eine Reihe von Jahren Helfer und Vertreter bleiben würde, und ich selbst hatte viel Freude an der lehrreichen gemeinsamen Arbeit mit ihm. Aber die schnelle Zunahme meiner eigenen Praxis machte es mir immer schwerer, meinen Verpflichtungen gegenüber Schmidt nachzukommen. Darum entledigte ich mich dieser Fesseln nach 1¼ Jahr. Schmidt verstand die Notwendigkeit unserer Trennung und hielt bis zu seinem Tode treue Freundschaft mit mir[1]).

Die nächste Folge meiner so eingetretenen Arbeitsverminderung war eine Kräftigung meines körperlichen Befindens. Ich hatte 1¼ Jahr lang selten mehr als eine halbe Stunde für das Mittagsessen einschliesslich Hin- und Rückweg übrig gehabt, kam abgehetzt aus Schmidts Sprechstunde zu Tische, schlang hastig das Mahl hinunter und musste mich eilen, rechtzeitig zu meiner eigenen Sprechstunde zu kommen. Die Folgen dieser verkehrten Lebensweise waren häufige, oft recht schwere Magen- und Darmstörungen gewesen, die zu einer beträchtlichen Abmagerung geführt hatten. Die Genesung trat bald ein, als ich mehr Zeit auf das Essen verwenden konnte. —

Ich habe über meine Tätigkeit bei Schmidt im Zusammenhange berichtet und muss nun nachholen, wie es mir sonst in der ersten Zeit nach meiner Niederlassung ergangen war.

Die Freude an dem selbständigen Wirken wurde bald getrübt durch den Tod meiner Mutter. Ihr Herz war durch frische, ausgedehnte Lungenkatarrhe geschwächt worden, und am 16. September 1885 lauschte ich seinem letzten Schlage. Einst hatte die gute Mutter befürchten müssen, den Schulgang ihres Erstgeborenen nicht zu erleben, und nun war ihr noch sein ärztlicher Beistand in der Todesstunde zuteil geworden. Mit der Mutter verloren wir auch unser Falkensteiner Elysium. 24 Jahre später habe ich dort ein anderes Sommerhaus für meine Kinder errichtet.

Das Ansehen, das mein Vater genoss, die Autorität meines Lehrers Kussmaul und das Vertrauen, das mir Schmidt schenkte, hatten mir eine wohlwollende Aufnahme namentlich bei den älteren Frankfurter Ärzten bereitet.

Von diesen alten Herren ist besonders Heinrich Hoffmann zu nennen, der damals noch Direktor der Irrenanstalt war und als Verfasser des „Struwwelpeter" Weltruf genoss. Ein goldener Humor und ein hoch-

---

poetisches Gemüt machten diesen Nestor der Frankfurter Ärzte zum liebenswürdigsten Gesellschafter.

Auch der würdige alte Bibliothekar der Senckenbergischen Anstalten und des ärztlichen Vereins, Wilhelm Stricker, nahm mich freundlich auf, vertraute mir sein körperliches Wohl an und machte mich zu seinem Nachfolger als Hausarzt der von Guaitaschen Pfründnerstiftung. Er war mit seinem 1845 erschienenen Buche „Die Verbreitung des deutschen Volkes über die Erde" der Begründer der wissenschaftlichen Erforschung des Auslanddeutschtums geworden und entfaltete eine umfangreiche literarische Tätigkeit vorwiegend kompilatorischer Art auf dem Gebiete der Kulturgeschichte und Heilkunde, forschte auch emsig nach den Spuren Goethes in seiner Vaterstadt. Mit ihm teilte sich Dr. Schwenk in die Bibliotheksgeschäfte, im Sommer stets in Hemdärmeln. Schwenk galt für ganz ungewöhnlich grob, selbst bei Altfrankfurtern, die in dieser Beziehung viel vertragen konnten; doch barg sich unter der rauhen Schale ein weiches Gemüt. Wollte man ein Buch entleihen, so sah er in den Katalog, gab Galerie und Gestell an, wo es zu finden war, und sagte: „hole Se sich's selwer".

Ebenfalls ein Original war der alte Dr. Vischer, Arzt am Versorgungshause und grosser Botaniker. Er kannte meine früheren botanischen Liebhabereien und warnte mich jetzt, da ich Arzt war, davor mit den Worten: „Wenn Sie die Botanik nicht lassen, wird es Ihnen gehen wie mir: die Ärzte werden Sie für einen guten Botaniker, und die Botaniker für einen guten Arzt halten".

Bald nach meiner Niederlassung sehnte sich der Chirurg des Bürgerspitales, Dr. Gustav Passavant, nach der wohlverdienten Ruhe und übertrug mir einen Teil seiner hausärztlichen Praxis. Er hatte sich grosse Verdienste erworben; seine Arbeiten über die Tracheotomie und über einige plastische Operationen haben dauernden Wert, und der „Passavantsche Wulst" erinnert noch heute an seine Bemühungen, die Schlundbewegungen dem Verständnisse näher zu bringen. Seine wissenschaftlichen und praktischen Erfolge verdankte er einer ungemein zähen Energie, mit der er seine Ideen bis in die letzten Konsequenzen ausarbeitete, ohne sich durch gelegentliches Misslingen abschrecken zu lassen. Mir gegenüber war er ein strenger, aber wohlwollender Kritiker.

Wohlwollend trat mir auch Dr. Ph. von Fabricius entgegen, ein stattlicher Mann von vornehmem Aussehen. Wie Schwenk stand er im Rufe ungewöhnlicher Grobheit. Bei Konsultationen erkannte ich bald, dass er ein sehr tüchtiger Arzt war und sein derbes Wesen nur zeigte, wo es galt, ungehöriges Gebahren von Kranken abzuweisen. Der Grenzen seiner Fähigkeiten wohl bewusst, zog er gern Spezialisten zu Rate, wurde aber sehr ungehalten, wenn einer seiner Klienten ohne sein Wissen einen Spezialisten befragt hatte. Als ihn ein solcher Abtrünniger eines Nachts zu seiner kranken Köchin rufen liess, schickte Fabricius den Boten zurück mit dem Rate, der Herr möge einen Spezialisten für Köchinnen holen lassen. Einer Hysterischen, die ihn eilig rufen liess, damit er ihre kalte Nase befühlen und ihr sagen sollte, was eine kalte Nase bedeute, soll er geantwortet haben: „beim Hund bedeutet sie Gesundheit, was sie aber bei der Gans bedeutet, weiss ich nicht"!

Bald kam ich in nahe Beziehung mit noch anderen älteren Kollegen, die mich zur Teilnahme an einem wöchentlich einmal stattfindenden „Dämmerschoppen" einluden. Es waren der Kreisphysikus Grandhomme, der praktische Arzt und Stadtverordnete Markus, der Stadtarzt Spiess, mein alter Freund Oberstabsarzt Kuthe und der Dermatologe Herxheimer. Später gesellten sich zu diesem Kreise Herxheimers jüngerer Bruder, jetzt Professor der Dermatologie an der Frankfurter Universität, der Neurologe Laquer, mein Spezialkollege von Wild und einige andere. Was den Kreis zusammenhielt, war die Politik und die Hygiene. Wir gehörten alle der nationalliberalen Partei an, während sich die sogenannten Demokraten von der Richtung der Frankfurter Zeitung um den knorrigen Dr. Cnyrim scharten. Zur besonderen Pflege der Hygiene gaben der Kreisphysikus, der Stadtarzt und der Stadtverordnete die Anregung. Anfang der 90er Jahre gründeten wir eine Art von privater hygienischer Gesellschaft mit monatlichen Sitzungen, zu denen die städtischen Bauräte und einige andere Interessenten zugezogen wurden. Hier kamen alle gesundheitspolizeilichen Einrichtungen zur Besprechung, die der Kreisphysikus und der Stadtarzt einführen wollten oder zu begutachten hatten, wobei ich meine Londoner Studien über Bau und Einrichtung von Krankenhäusern gut verwerten konnte.

Unter den Teilnehmern am „Dämmerschoppen" gab es keine eigentlichen Originale, wohl aber erregten einige durch Absonderlichkeiten oft die stille Heiterkeit der anderen. So pflegte der Kreisphysikus fast jeden längeren Satz mit den unsinnigen Flickworten „daderbei mithin" zu schliessen oder gar zu unterbrechen. Der Stadtverordnete Markus suchte stets denselben Platz am Stammtische einzunehmen; fand er ihn beim Kommen schon besetzt, so würdigte er den unglücklichen Usurpator während des ganzen Beisammenseins keines Blickes und verriet sein Missbehagen durch nervös-unruhiges Herumrutschen auf dem für ihn übrig gebliebenen Stuhle. Hieran erinnert folgender Vers aus dem Abschiedsliede, das mir die Kollegen sangen, als ich nach Rostock ging:

> „Dein alter Stammtisch grüsset Dich,
> Wie bangt ihm ach so fürchterlich!
> Gabst ihm von Deines Wissens Schatz,
> Begehrtest nie den Markusplatz!"

Von Schul- und Universitätsfreunden, die in Frankfurt praktizierten, standen mir die Doktoren Guttenplan, Demmer und Rödiger besonders nahe. Eine gleichartige berufliche Tätigkeit mit meinem ehemaligen Mitassistenten bei Moritz Schmidt, Heinrich Eulenstein, und dem etwas jüngeren Rudolf von Wild führte zu einem freundschaftlichen Dreibunde; wir widmeten uns alle drei sowohl der hausärztlichen, wie auch der spezialistischen Praxis, assistierten uns bei fast allen Operationen, so dass jeder auch an den Kranken der beiden anderen lernte, und vertraten uns in der Praxis.

Auch mit den vielen übrigen Kollegen[1]) stand ich zumeist auf freundlichem Fusse. Natürlich erweckte meine günstige Lage bei einigen Konkurrenten Neid und Missgunst, doch kam es nie zu nennenswerten Konflikten, da ich kleine Zeichen von Übelwollen ignorierte. Auch dass ich zugleich spezialistisch und hausärztlich tätig war, erregte weder bei den Allgemeinpraktikern noch bei den exklusiven Spezialisten Anstoss. Eulenstein und von Wild machten das ebenso, wie es vor uns auch Moritz Schmidt 26 Jahre lang getan hatte, jedoch gebrauchten wir alle die Vorsicht, keine Hausarztstellen bei Leuten anzunehmen, die uns von Kollegen zur spezialistischen Behandlung zugewiesen worden waren. Auch heute noch halte ich an der Ansicht fest, dass man die Spezialisten eher zwingen sollte, wenigstens einige Jahre lang auch hausärztliche Praxis zu treiben, als ihnen diese zu verbieten[2]).

Nach ein- und einhalbjähriger Praxis schien mir mein Einkommen zur Gründung eines eigenen Hausstandes auszureichen. Deshalb holte ich am 28. Mai 1887 meine Braut heim und bezog nach einer kurzen Hochzeitsreise in die sächsische Schweiz mit ihr eine Wohnung in der Hochstrasse. In demselben Hause wohnte bereits ein Kollege, und ängstliche Leute prophezeiten uns allerlei fatale Missverständnisse infolge dieses Zusammenwohnens zweier Konkurrenten. Wir haben uns aber gut ver-

---

[1]) Bei meinem Eintritt in den Ärzteverein (1885) zählte derselbe 119 ordentliche Mitglieder und als ich 1894 Frankfurt verliess, hatte ich im Vereine schon 102 Hintermänner.

[2]) Vgl. meine Schrift: Die Arbeitsteilung in der Heilkunde, Wiesbaden, J. F. Bergmanns Verlag, 1909.

tragen, obwohl unsere Nachtschellen manchesmal verwechselt worden sind. Ein witziger Kollege, dem aufgefallen war, dass der eine von uns ein weisses Namensschild mit schwarzer Schrift und der andere ein schwarzes Schild mit weisser Schrift am Hause hatte, erklärte, auf der Hochstrasse wetteiferten die Doktoren Schwarzschild und Weissschild, wer zuerst Rothschild[1]) würde. — In diesem Hause habe ich die ersten Ehejahre verlebt und hier sind auch zwei meiner Töchter, Emma 1888 und Helene 1890 geboren; die dritte, Clara, kam 1896 in Rostock zur Welt. 1891 zogen wir in die Mainzer Landstrasse; alsbald zog noch ein Kollege in dasselbe Haus, und wieder wurden die Nachtschellen gelegentlich verwechselt.

Unser häusliches Leben verlief in ruhigen Bahnen. Gesellschaftlichen Verkehr unterhielten wir mit den Verwandten, mit einigen schon meinem Elternhause befreundeten Familien und mit wenigen Schulfreunden oder Kollegen und deren Frauen. Den gesellschaftlichen Verkehr mit Familien, deren Arzt ich war, vermieden wir nach Möglichkeit, denn der Arzt verliert bei nahem Umgange mit seiner Klientel viel von seiner Autorität.

Trotz dieser Einschränkungen entwickelte sich ganz ungesucht ein lebhafter Verkehr in unserem Hause während der Teestunde nach dem Schlusse meiner Sprechstunde. Verwandte und Freunde gewöhnten sich bald daran, uns zu dieser Zeit aufzusuchen, weil sie uns dann am sichersten zu Hause trafen. Auch jüngere Kollegen kamen oft zum Tee, um sich bei mir Trost und Rat in ihren Berufsnöten zu holen, oder stellten sich an bestimmten Tagen regelmässig zur gemütlichen Unterhaltung ein, wie z. B. Richard Greeff, der spätere Berliner Ophthalmologe. Nur sehr selten sass ich mit meiner Frau allein am Teetische, recht oft aber hatten wir sechs oder mehr Gäste dabei. Zur Zeit des Tuberkulinrummels von 1890, von dem später die Rede sein soll, und während der ersten grossen elektrischen Ausstellung von 1891, die viele auswärtige Kollegen, Freunde und Verwandte nach Frankfurt führte, kam der Fünfuhrtee zur höchsten Blüte. Meine Frau hat seine interessanten Annalen in den Briefen an ihre Mutter niedergelegt; diese sind jetzt in meinem Besitze und bilden eine Hauptquelle für die Darstellung meiner Tätigkeit in Frankfurt, da sie auch meine beruflichen Erlebnisse getreulich schildern.

Schon frühzeitig genügten mir zur Bewältigung meiner Praxis Trambahn und Droschken nicht mehr. Ich nahm mir deshalb ein ständiges

---

[1]) Eine Anspielung auf die weltberühmte Geldaristokratenfamilie Rothschild und einen würdigen Frankfurter Arzt Schwarzschild.

Mietfuhrwerk. Kutscher, Ross und Wagen waren je in ihrer Art bemerkenswert. Der Kutscher, mit Namen Keim, hatte im 70er Kriege als Trainsoldat den berühmten Post-Stephan durch Frankreich gefahren und wusste manches merkwürdige Erlebnis aus jener Zeit zu erzählen, wenn ich mich bei Fahrten über Land zu ihm auf den Bock setzte. Nach dem Kriege war er in Frankfurt Privatdetektiv gewesen und hatte sich dabei die Mittel zur Anschaffung besonders guter Pferde und Wagen erworben. In diesem, etwas dunkeln Berufsleben — seine Spezialität war, die heimlichen Wege treuloser Ehemänner aufzuspüren — hatte er ein grosses Misstrauen gegen jeden gefasst, der in überseeischen Ländern reich geworden war; solche Leute hielt er ohne Ausnahme für ehemalige Sklavenhändler. Bei gutem Wetter fuhr er mich in einem kleinen, offenen, zweisitzigen Wagen, vor den er einen ungewöhnlich hochbeinigen Gaul gespannt hatte, der mächtig ausgreifen konnte. Da gab es dann ein Jagen durch die Strassen und ein Überholen auch der flinken Fuhrwerke, dass der Strassenkot die Fussgänger bespritzte und die Leute schimpfend flüchteten wie heutzutage vor einem rücksichtslosen Automobilisten. Sechs Jahre lang hat mich der geschickte Rosselenker so flink befördert, ohne dass ein nennenswerter Unfall geschah. Nur einmal kamen wir in augenscheinliche Gefahr. Ich hatte im Diakonissenhause operiert und wollte eben in den Wagen steigen, als ich ein halbnacktes Weib vom Parke des Irrenhauses her über die Felder auf uns zu laufen sah, verfolgt von vier Wärtern der Irrenanstalt, welche die Flüchtige wenige Schritte vor uns einholten. Da warf sie sich schreiend zu Boden und wehrte die Häscher mit Fusstritten ab. Ich wollte der hässlichen Szene ein Ende machen, hiess die Wärter zurücktreten und sagte dem Weibe, sie sollte sich mir ruhig anvertrauen, ich würde sie dahin fahren lassen, wohin sie wollte. Sie beruhigte sich schnell und nannte einen Rechtsanwalt, den sie sogleich sprechen müsste. Auf mein Zureden setzte sie sich neben mich in den Wagen. Nun bewährte Keim sein Talent als schlau eingreifender Detektiv; ohne weitere Verständigung fuhr er ganz langsam in einer Richtung, die vom Irrenhause abführte, kam aber dann auf einem Umwege dem Anstaltsparke von einer anderen Seite näher und fuhr durch ein offenes Tor hinein. Da merkte die Kranke, dass sie betrogen war, und versuchte unter lautem Geschrei aus dem Wagen zu springen. Ich hielt sie fest um die Hüfte, stemmte mich mit Schultern und Füssen im Wagen fest, zog sie schnell zugreifend auf den Schoss und hielt sie mit allen Kräften. So war ich vor ihren Armen sicher, nicht aber Keim vor ihren Füssen, mit denen sie seine Rückseite so kräftig bearbeitete, dass ihn nur sein beträchtliches Gewicht auf dem Bocke erhielt. Gleich vom Beginne dieses

Kampfes an hatte Keim die Fahrt zur Karriere gesteigert, und der Kies flog uns um die Ohren. So erreichten wir das Hauptgebäude, vor dem gerade der Direktor Sioli mit einigen Assistenten und Wärtern stand. Die Wärter nahmen die Kranke in Empfang, und der stets liebenswürdige Kollege belehrte mich mit väterlich wohlwollender Miene, dass ich ganz überflüssigerweise die Kranke und mich selbst in Gefahr gebracht hätte.

Meine hausärztliche Praxis führte mich in alle Schichten der Bevölkerung. Von Kranken aus dem Arbeiterstande erinnere ich mich gerne der kinderreichen Familie eines Maurers. In keiner anderen Familie habe ich so viele schwere Krankheiten behandelt und so oft meine Nachtruhe opfern müssen wie bei dieser, aber auch keine andere hat mir so viele dankbare Anhänglichkeit bewiesen. Nach meinen Krankenbüchern habe ich da innerhalb dreier Jahre unter anderem behandelt: Pleuritis exsudativa, Abort mit lebensgefährlicher Blutung, schwere Geburt bei rachitischem Becken, nächtliche Anfälle von Spasmus glottidis und von Pseudocroup, und endlich schwere Influenza der ganzen Familie mit mancherlei Komplikationen. Die vielen nächtlichen Gänge nach den zwei Dachstübchen in der Predigergasse, in welchen diese Familie hauste, sind mir unvergesslich, denn die altertümlichen Häuser und die engen, jetzt fast alle verschwundenen Gässchen, durch welche der Weg führte, boten bei Mondschein oder im Schnee manches malerische Bild. Oft bin ich vor Tagesanbruch am Dome vorbeigekommen, wenn die hohen Kirchenfenster·sich erhellten, und hier und da verhüllte Gestalten einzeln und in kleinen Gruppen aus den schwarzen Winkeln und Gässchen huschten, um zur Frühmesse zu eilen. In der engen und krummen Borngasse klopfte ich zur Winterszeit dann einen schläfrigen Bäckergesellen heraus, um einen Wasserweck zu kaufen, der noch so heiss war, dass ich mir damit erst die Hände und dann noch den Magen erwärmen konnte.

Eine sehr angenehme hausärztliche Tätigkeit fand ich im sogenannten mittleren Bürgerstande und bei den Juden. Wenn diese auch oft sehr ängstlich waren, fügten sie sich doch meist gewissenhaft den ärztlichen Vorschriften und waren die pünktlichsten Zahler. Ihre Sorge um erkrankte Familienmitglieder war oft rührend, konnte aber auch durch Übertreibung dem Kranken und dem Arzte recht lästig werden. So fand ich einmal am Bette eines an doppelseitiger Lungenentzündung erkrankten Knaben morgens um 3 Uhr nicht weniger als 14 Verwandte.

1890 wurde ich Hausarzt des Fürsten Georg von Solms-Braunfels, der nach Frankfurt gezogen war und schon 1891 starb, nachdem ihm wenige Monate vorher die Fürstin den ersehnten Majoratserben geschenkt hatte. Er war ein geduldiger Patient, der mir treu blieb, obwohl Unberufene ihm fortwährend andere Ärzte aufzudrängen suchten; alle Briefe, die ihm mit solchen Vorschlägen zugingen, gab er mir zu lesen, auch einen von einem Frankfurter Kollegen, der sich selbst ihm anbot und ihn zu heilen versprach. Obwohl der Fürst Protestant war, wurde ihm ein grosses Fass mit Wasser von Lourdes als sicheres Heilmittel geschickt. Auch eine Kiste mit 12 Schwalbennestern kam einmal als Gabe einer hochstehenden Dame an; daraus sollten Breiumschläge bereitet werden; der Erfolg sei sicher. Der Fürst liess alle Briefe der unberufenen Berater sammeln und ein Verzeichnis der ihm zugeschickten unfehlbaren Heilmittel anlegen. Sollten diese Aktenstücke einmal aus dem Braunfelser Archiv an das Tageslicht kommen, so würde man einen guten Einblick in die Kurpfuscherei jener Zeit gewinnen.

Brachte mir auch die hausärztliche Praxis manche dankbare Anerkennung und, wenn diese ausblieb, oft wenigstens die innere Befriedigung einer gewissenhaften Pflichterfüllung, so fehlte doch auch nicht der quälende Zweifel an meinen Fähigkeiten, wenn ein erhoffter Erfolg ausblieb. Der Beruf des Arztes verlangt oft rasche, entschlossene Entscheidungen, und man ist nicht immer sicher, das Richtige getroffen zu haben; dann kann die Zukunft schwarze Schatten in den hellsten Tag werfen. Todesfälle in meiner Praxis erschütterten mich immer sehr, auch wenn die Krankheit zu den unheilbaren gehört hatte; der erste, den ich in eigener Praxis erlebt habe, war der meiner Mutter und der letzte in meiner Frankfurter Tätigkeit der meines trefflichen Lehrers und Freundes Noll. Ein junges Mädchen sah ich unter dem brennenden Christbaume sterben, und den beiden Eltern dreier kleiner Kinder musste ich in einer Woche die Augen zudrücken. Am erschütterndsten waren die Todesfälle an Diphtherie. Da der Löfflersche Bazillus noch nicht entdeckt, und das Heilserum noch nicht erfunden war, vermochte man diese Krankheit im Beginne oft nicht von ungefährlichen Anginen zu unterscheiden und stand ihr hilflos gegenüber. Hatte man ein Kind mit Angina sogleich sorglich isoliert, und die Krankheit erwies sich dann als harmlos, so beschwerten sich die Eltern bitter, dass man ihnen unnötigerweise einen Todesschrecken eingejagt hätte. Handelte es sich aber wirklich um Diphtherie, und das Kind starb, so musste man fast immer hören, das Heilmittel sei nicht das richtige gewesen. Dass es da kein Heilmittel gab, wollten die Leute nicht glauben, weil sie einfache Anginen, die sie oder ihre Ärzte für Diphtherie gehalten hatten, oft bei Anwendung dieses oder jenes Mittels hatten heilen sehen. Ein sonst sehr verständiger Kollege verordnete in allen verdächtigen Fällen chlorsaures Kali, und zwar nicht nur zum harmlosen Gurgeln, sondern liess dieses Salz auch einnehmen. Ich weigerte mich einmal, diese mir von den Eltern eines an schwerer Diphtherie erkrankten Kindes zugemutete Therapie einzuschlagen, weil das chlorsaure Kali ein schweres Herzgift ist und auch Methämoglobinurie hervorrufen kann; als das Kind starb, gab man mir die Schuld, weil ich das sichere Heilmittel verworfen hätte. Wie gut hat es da der Arzt heutzutage; er braucht sich nicht mehr auf unsichere diagnostische Zeichen zu verlassen, sondern lässt das Rachensekret auf den Löfflerschen Bazillus untersuchen; ist dieser nachgewiesen, so spritzt er das Heilserum ein, und das Publikum ist mit ihm zufrieden. Die vielen Kinder, die ich in Frankfurt an Diphtherie sterben sah, sind alle der Sepsis erlegen, zum Teil nachdem eine Erstickungsgefahr durch die Tracheotomie beseitigt worden war. Zwei davon starben unter meinen Händen bei der Sondenfütterung, die ich wegen Schlucklähmung vornehmen musste.

<hr>

Von den Zeitereignissen, die mich während meiner Tätigkeit in Frankfurt teils direkt, teils indirekt berührten, sei zuerst der Krankheit K a i s e r F r i e d r i c h s (1887/8) gedacht. Ferner gehören hierher die Influenza-Pandemie von 1889/90, der Tuberkulinrummel von 1890/91 und die Cholera in Hamburg 1892.

Die Leidensgeschichte K a i s e r F r i e d r i c h s ist weltbekannt. Von den Mitwirkenden an diesem Drama hatte ich den durch masslose Überhebung und Eitelkeit schliesslich gefallenen M o r e l l M a c k e n z i e nebst seiner unfähigen Kreatur M a r k H o v e l l persönlich kennen gelernt, und meine Lehrer K u s s m a u l und S c h m i d t waren zu dem hohen Kranken gerufen worden, als an eine Heilung nicht mehr zu denken war. Dass ich das Schicksal des kaiserlichen Dulders nicht nur aus Teilnahme mit ihm selber sondern auch wegen der Beziehungen zu mehreren seiner Ärzte aus den beiden sich bekämpfenden Lagern mit der grössten Spannung verfolgt habe, wird man verstehen. Noch zuletzt hatte ich auch selbst einen kleinen wissenschaftlichen Anteil an der Beurteilung der Krankheit des hohen Patienten. K u s s m a u l sollte entscheiden, ob ausser dem Kehlkopfkrebse auch noch Lungenkrebs vorhanden war. Der Kranke litt nämlich an Husten mit reichlichem Auswurfe, in welchem sich sogenannte Krebsperlen fanden, die entweder aus dem krebsig zerfallenen Kehlkopfe in die tieferen Luftwege gelangt waren und dann wieder ausgehustet wurden, oder von einem Bronchial- und Lungenkrebse herstammen konnten. Da K u s s m a u l wusste, dass ich mich kurz vorher mit literarischen Studien über den Krebs in

der Luftröhre und ihren Ästen beschäftigt hatte[1]), fragte er vor Abschluss
seines Gutachtens bei mir an, was ich über das Vorkommen von Kan-
kroidperlen im Auswurfe bei Lungenkrebs in der Literatur gefunden hätte.
Ich konnte ihm berichten, dass mir keine solche Beobachtung bekannt
geworden war. — Wie tief die Krankheit des geliebten Kaisers auf die
Gemüter einwirkte zeigte sich uns Arzten in merkwürdiger Weise. Jahrelang hielten sich viele Leute bei den geringsten Halsbeschwerden für Todes-
kandidaten und liefen von Arzt zu Arzt, weil sie einem beruhigenden
Ausspruch keinen Glauben schenkten; so sehr hatte der Betrug Mackenzies
das Zutrauen zu den Ärzten untergraben.

Die Influenza-Pandemie im Winter 1889/90 überraschte die ganze
ärztliche Welt und stellte sie plötzlich vor eine ungeahnte Riesenaufgabe.
Die Krankheit war 1830 und — in geringerer Verbreitung — 1847 in
Deutschland zum letzten Male aufgetreten. Von den Ärzten, die sie damals kennen gelernt hatten, lebten nur noch wenige, aber bei diesen war
die Erinnerung an das Erlebte abgeblasst[2]). Man bezeichnete wohl einen
heftigen Katarrh als Grippe oder Influenza, und die damals gebräuchlichen
Lehrbücher der inneren Medizin fertigten die Krankheit mit wenigen Zeilen
ab. Ohne Zweifel hatten die früheren Pandemien keinen grossen Eindruck
auf Ärzte und Laien gemacht, hauptsächlich wohl, weil sie sich noch nicht
so schnell überall hin verbreiten konnten; denn die Krankheit wird nur
vom Menschen auf den Menschen übertragen und wanderte darum zur
Zeit der Postkutsche langsam von Ort zu Ort und verschonte viele, von
den grossen Verkehrsstrassen abgelegene Gegenden gänzlich, während
nun die Infizierten sie auf der Eisenbahn in wenigen Stunden oder Tagen
von Ort zu Ort, von Land zu Land verschleppen konnten.

Die Pandemie von 1889/90 ging von Asien aus und gelangte zunächst nach Russland. Im November 1889 las die ungläubig erstaunte

---

[1]) Veranlassung zu diesen Studien war ein merkwürdiger Fall von Krebs im rechten
Hauptbronchus, der zu einer Obstruktionsatelektase der ganzen rechten Lunge geführt
hatte. Aus dieser Atelektase hatte ich den vollständigen Verschluss des rechten Haupt-
bronchus erkannt, und die Sektion hatte mir recht gegeben. Siehe Münchener medizinische
Wochenschrift, 1888, Nr. 11. — Heutzutage kann die Diagnose solcher Fälle durch die
Bronchoskopie viel leichter und sicherer gestellt werden.

[2]) Geradeso ging es, als 28 Jahre später (1918) wieder einmal eine Influenza-Pandemie,
diesmal von Spanien aus, über Europa hinzog. Sie zeigte häufiger als ihre Vorgängerin
Komplikationen mit tödlicher Pneumonie, verlief aber im übrigen viel leichter, und die
Genesenden kamen trotz der mangelhaften Ernährung während der Blockade weit schneller
wieder zu Kräften, als die aus den Jahren 1889/90. Darum haben auch wir Ärzte unter
der ersten Pandemie weit schwerer gelitten, als unter der zweiten.

Welt in den Zeitungen von der „neuen", schnupfenartigen Krankheit, die in Moskau und Petersburg fast jeden befiel und zahlreiche Opfer forderte. Dem grossen Verkehrswege folgend erschien sie dann in Berlin und Paris eher als an den meisten zwischenliegenden Orten. Anfang Dezember erkrankte in Frankfurt einer meiner Klienten am Tage seiner Rückkehr von einer russischen Geschäftsreise mit den Allgemeinerscheinungen einer schweren Pneumonie, aber ich suchte vergebens nach einer kranken Stelle in seinen Lungen, und weder er selbst noch ich kam in den ersten Tagen auf den Gedanken, dass er an Influenza leide, denn noch niemand glaubte, dass diese Krankheit so schwere Erscheinungen hervorrufen könnte. Nur zu bald wurde man eines anderen belehrt. Der Fall war anscheinend der erste in Frankfurt gewesen.

Wenn auch in der nun folgenden schweren Pandemie die unkomplizierten Fälle nur eine Sterblichkeit von etwa 1 % aufwiesen, so stieg doch die Gesamtmortalität in unerhörtem Masse, weil fast $^3/_4$ der Einwohner befallen wurden. Zumeist starben die alten und die durch andere Krankheiten bereits geschwächten Leute, oft nicht an der Influenza selbst, sondern an einer durch sie herbeigeführten Verschlimmerung anderer Leiden, wie z. B. Tuberkulose, Herz- und Nierenkrankheiten, oder Diabetes, oder an einer der zahlreichen Komplikationen, wie Pneumonie und Otitis mit ihren intrakraniellen Folgeerscheinungen. So fehlten natürlich in der Mortalitätsstatistik der Influenza viele Todesfälle, die indirekt auf sie zurückgeführt werden mussten.

Wir Ärzte hatten gegenüber den Massenerkrankungen einen schweren Stand, denn wir selbst wurden fast alle früher oder später von der Krankheit befallen. Die Zahl der arbeitsfähigen unter uns schmolz rapide zusammen, und die erkrankten mussten, sobald sie wieder einigermassen auf den Füssen stehen konnten, wieder bei Tag und Nacht hinaus, wenn sich von ihren Vertretern einer nach dem anderen gelegt hatte.

Auf mir lastete die kaum mehr zu bewältigende Arbeit schwerer als auf den meisten Kollegen, denn zahlreiche Folgeerscheinungen, Empyeme der Nasennebenhöhlen, wie auch Ohr- und Schläfenbeinerkrankungen mit ihren schweren Komplikationen, fielen in den Bereich meiner spezialistischen Tätigkeit. So bin ich denn wochenlang von früh 7 bis 2 Uhr von Haus zu Haus gefahren, hielt von 3 bis 5 oder 6 Uhr Sprechstunde, musste dann wieder, oft bis 9 oder 10 Uhr, Kranke besuchen und wurde in mancher Nacht aus dem Bette geholt. Am 19. Dezember erkrankte ich selbst. Nachmittags in der Sprechstunde befiel mich ein Schüttelfrost, und rasende Kopfschmerzen gesellten sich dazu. Ich hielt mich aufrecht, so gut es ging, denn das Wartezimmer wollte nicht leer werden. Unter anderen fand ich da einen schweren Diabetiker, der über Frost klagte und ganz verfallen aussah. Er konnte sich kaum mehr vom Stuhle erheben und verstand meine Fragen nur noch unvollkommen; der Influenzaanfall hatte begonnen, bei ihm das schon längst befürchtete Koma auszulösen, dem er schon nach drei Tagen erlag. Ich liess ihn noch in einer Droschke nach Hause bringen, dann aber waren auch meine Kräfte zu Ende. Reissende Schmerzen im Kreuze liessen mich nicht mehr stehen; ich mass meine Temperatur und fand 40,2°; dann schwankte ich wie ein Betrunkener in mein Schlafzimmer.

Den Kollegen, die sich meiner annahmen, ging es geradeso wie mir bei dem ersten Falle; sie beklopften und behorchten mir immer wieder Brust und Rücken, weil sie meinten, so schwere Allgemeinerscheinungen könnten durch eine unkomplizierte Influenza nicht hervorgerufen werden. Am ersten Weihnachtsfeiertage spät abends erhielt ich die Nachricht, dass nun auch der letzte der Kollegen, die mich vertreten hatten, erkrankt sei. So musste ich denn am nächsten Morgen schon um 7 Uhr bei noch völliger Dunkelheit direkt vom Krankenlager wieder auf die Praxis fahren, obwohl ich noch so schwach war, dass ich mich beim Treppensteigen mit den Händen am Geländer hochzog, um den Beinen einen Teil ihrer Arbeit abzunehmen. Um 8 Uhr operierte ich eine Mastoiditis; mit Mühe hielt ich mich dabei aufrecht, und als ich eben den Verband angelegt hatte, sank ich um. Mit einem tüchtigen Schlucke Kognak wurde ich wieder in die Höhe gebracht und musste dann noch die ganze schwere Tagesarbeit verrichten.

Meine grosse Schwäche nahm nur langsam ab, da ich keine körperliche und geistige Ruhe fand, und eine kräftige Ernährung durch grossen Widerwillen gegen die meisten Nahrungsmittel erschwert wurde. Alles schmeckte mir „wie Stroh". Kaviar und Zwieback liessen sich noch am ehesten bewältigen, und kleine Dosen eines vortrefflichen alten Rauentaler dienten als wirksame Peitsche für Herz und Nerven. Während dieser langsamen Rekonvaleszenz wuchs die Arbeit noch mehr an, und die Zahl der noch ganz leistungsfähigen Kollegen nahm fortwährend ab. Eine junge Frau, die ich gerade glücklich durch einen schweren Typhus gebracht hatte, wurde nun von der Influenza befallen und erlag nach zehn Tagen einer komplizierenden Pneumonie. Oft habe ich auch nachts zu ihr eilen müssen; Pflegepersonal war nicht mehr aufzutreiben, und so habe ich sie manches Mal mit Hilfe ihres Mannes umgebettet. Um zu ihr zu gelangen, musste ich 88 Treppenstufen erklimmen, und eine andere meiner Kranken wohnte 114 Stufen hoch. Ich habe später mit Hilfe meiner Besuchsnotizen festgestellt, dass ich damals an einem Tage weit über 1600 Treppenstufen ersteigen musste!

Von allen diesen Anstrengungen während meiner langsamen Rekonvaleszenz behielt ich eine beängstigende Herzschwäche zurück, die mir vor allem das Treppensteigen zur Qual machte. Dieser Zustand besserte sich zwar bald, aber noch nach zwei Jahren trat ein schwerer Rückfall ein, als ich in der Schweiz von Kandersteg aus über die Gemmi bis zur Rhone gegangen war und am folgenden Tage das Eggishorn bestieg; dort kam ich leichenblass mit 140 Pulsschlägen in der Minute an. Erst nach Jahren, als ich in Rostock lebte und nur wenige Treppen steigen musste, verliess mich dieser fatale Erinnerer an die Influenzapandemie.

Im Herbste 1890 überraschte Robert Koch die Ärzte und die leidende Menschheit mit der Anpreisung seines Tuberkulins als Heilmittel gegen Tuberkulose. Das Mittel gelangte alsbald in die Hände der beiden Dermatologen Herxheimer und einiger anderer Frankfurter Ärzte, und die Reaktion, die es herbeiführte, wurde zunächst an Lupuskranken demonstriert. Hierzu kamen ausser den Frankfurter Ärzten auch zahlreiche Kollegen aus der Nachbarschaft, darunter auch Professoren aus Heidelberg und Giessen, da man dort noch nicht im Besitze des Mittels war. Vor den Sitzungen des Ärztevereins, in denen die Erfahrungen mit dem neuen Mittel regelmässig besprochen wurden, fanden sich stets einige der Auswärtigen in meiner, dem Sitzungslokale nahe gelegenen Wohnung zur Teestunde ein. Am Hauptsitzungstage hatte ich auch gerade den Besuch des Ohrenarztes Barkan aus St. Franzisko und des Dr. von Hoffmann aus Baden-Baden. Da ging es denn in unserer Teestunde so lebhaft ab und zu, wie in einem Taubenschlage, weil sich nicht nur auswärtige Gäste bei uns für die Anstrengung der Sitzung stärkten, sondern auch Frankfurter Kollegen kamen, um die Auswärtigen kennen zu lernen.

Leider zeigte sich bald, dass das Tuberkulin in seiner damaligen Beschaffenheit und Anwendungsweise ein sehr gefährliches Mittel war. Mancher, der es voll Hoffnung bei sich anwenden liess, sah sein Leiden verschlimmert, und namentlich führte es nicht selten die tödliche miliare Verbreitung der Krankheit herbei. Ein junges Mädchen, das ich von einer tuberkulösen Mastoiditis durch Operation befreit hatte, übergab ich hoffnungsvoll dem städtischen Krankenhause, damit es auch von einer noch geringen, fieberlosen Lungenspitzenerkrankung durch das vermeintliche Heilmittel befreit würde. Nach der fieberhaften Reaktion der ersten Einspritzung blieben die Temperaturen $1/2^0$ über der Norm. Eine zweite

Injektion trieb wieder die Temperatur dauernd um $\frac{1}{2}^{0}$ in die Höhe. Trotzdem erwartete man sichere Heilung von weiteren Injektionen, aber mit dem gleichen Misserfolge; erst als die Temperatur sich auf etwa 40^{0} hielt, hörte man auf; es war zu spät, die Kranke erlag in wenigen Wochen einer Miliartuberkulose. Ähnliches Schicksal hatten nur allzuviele Kranke, und der begeisterte Taumel, der Ärzte und Laien erfasst hatte, wich bald einer tiefen Niedergeschlagenheit.

Wenn ich unter den damaligen Zeitereignissen auch der Hamburger Choleraepidemie von 1892 gedenke, so mag das erstaunlich scheinen, da Frankfurt von ihr gar nicht bedroht war. Und doch hat dieses traurige Ereignis mein Ansehen bei den Kollegen gehoben, denn man glaubte, ich hätte es vorausgesehen. Das ging so zu. Mir war eine Abhandlung des Hamburger Zoologen Kräpelin in die Hände gefallen, in welcher die Fauna der Hamburger Wasserleitung beschrieben war. Die Leitung führte den Haushaltungen unfiltriertes Elbwasser zu. Dieses enthielt natürlich Eier und Jugendzustände zahlreicher Tierarten, die sich dann in dem Röhrensysteme ansiedelten und üppig entwickelten. So überzogen Kolonien von Bryozoen und Spongillen, sowie zahlreiche Muscheln (Dreyssena polymorpha) die Wände der Röhren und bildeten oft geradezu lebende Röhren mit mehr als zolldicken Wänden in den eisernen. Alle diese Tiere waren mir aus dem Maine wohlbekannt, und ich hatte sie als Gymnasiast in meinem Aquarium gehalten. Die Sache schien mir interessant, weil sie den stärksten Gegensatz zu der idealen Trinkwasserversorgung von Frankfurt bildete. Darum berichtete ich darüber im Ärzteverein und illustrierte den Vortrag durch Vorzeigung aller dieser Tierarten, die ich mir aus dem Senckenbergischen Museum in prachtvollen Schaustücken verschafft hatte. Ich schloss meinen Vortrag mit der naheliegenden Bemerkung, dass, wo solche Massen verhältnissmässig grosser Tierformen in die Trinkwasserleitung eindringen könnten, Erreger von Infektionskrankheiten, die einmal in das Elbwasser gelangten, unabsehbares Unheil anrichten müssten. Als nun im August 1892 Cholerabazillen in die Elbe gelangten und alsbald durch die Wasserleitung der Bevölkerung massenhaft zugeführt wurden, so dass eine gewaltige Epidemie ausbrach, erinnerte man sich meines Vortrags und glaubte, ich hätte die Epidemie vorausgesagt, obwohl ich gar nicht an Cholera, sondern nur an Typhus gedacht hatte.

Meine spezialistische Praxis im Gebiete der Ohren-, Nasen- und Kehlkopfkrankheiten unterschied sich insofern von der hausärztlichen, als ich sie mir ohne die Hilfe älterer Kollegen ganz allein erwerben musste. Zeit und Ort meiner Niederlassung waren hierfür günstig. Die Ohrchirurgie, begründet von S c h w a r t z e, begann aufzublühen und bot ein aussichtsreiches Arbeitsfeld für jüngere Kräfte, da die meisten älteren Ohrenärzte in ausschliesslich spezialistischer Tätigkeit alle Fühlung mit der Chirurgie verloren hatten und deshalb sich der neuen Forschungs- und Arbeitsrichtung nicht mehr anschliessen konnten. So war es mit O s k a r W o l f, der bis in das Jahr meiner Niederlassung die Frankfurter ohrenärztliche Praxis ganz in der Hand gehabt hatte. Fast zugleich mit mir und bald nachher erstanden ihm auch noch andere Konkurrenten, die mehr oder weniger die neuen Bahnen betraten, und die Kranken merkten bald, dass damit bessere Erfolge erzielt wurden. Auf dem Wege zu meiner ersten Mastoiditis-Operation in Frankfurt traf ich zufällig W o l f und erzählte ihm mein Vorhaben, worauf er mich eindringlich warnte, ich sollte meinen guten Ruf nicht durch so gefährliche Unternehmungen aufs Spiel setzen. Als ich im Ärzteverein einen Vortrag über die Operation der Ohr- und Schläfenbeineiterungen gehalten hatte, suchte er in der Diskussion derartige Eingriffe als ganz überflüssig hinzustellen. Ein alter Praktiker, F l e s c h, ging noch weiter und behauptete, dass solche Operationen stets zum Tode führten! Kaum war sein Unkenruf verklungen, da erstand mir ein Helfer im Streite; der Augenarzt C a r l, den S c h w a r t z e einige Jahre vorher mit Erfolg operiert hatte, stieg auf seinen Stuhl, deutete auf eine tiefe Narbe hinter seinem Ohre und verneigte sich allseitig gegen die Versammlung, ohne ein Wort zu sagen. Ein Sturm der Heiterkeit brach los, und die gute Sache hatte gesiegt.

Auch die operative Entfernung hyperplastischer Rachenmandeln wurde in Frankfurt damals noch selten vorgenommen, weil es erst wenige Ärzte gab, die das Leiden zu erkennen und in seiner Bedeutung zu würdigen verstanden. Namentlich waren Fälle von chronischer Schwerhörigkeit infolge dieses Leidens massenhaft aufgestapelt, weil Wolf niemals eine Rachenmandel entfernt hatte. Schon in den ersten Wochen meiner Frankfurter Tätigkeit habe ich einige Kinder, die seit Jahren an Schwerhörigkeit gelitten hatten, durch die kleine Operation in kurzer Frist geheilt, was nicht wenig zum schnellen Aufblühen meiner spezialistischen Praxis beitrug.

1887 brachte mich die spezialistische Tätigkeit in dauernde Beziehung zu dem Schiedsgerichte für Unfallversicherungssachen, das kurz vorher infolge der sozialen Gesetzgebung errichtet worden war. Der Vorsitzende hatte mich aufgefordert, ein Gutachten abzugeben über einen Mann, der infolge einer Kopfverletzung auf einem Ohre taub geworden war, aber von einem beamteten Arzte für einen Simulanten erklärt wurde. Ich verhalf ihm zu seinem Rechte, indem ich in einer, auch für den Laien überzeugenden Art nachwies, dass der Vorgutachter grobe Untersuchungsfehler begangen hatte [1]). Dies machte auf das Gericht einen solchen Eindruck, dass es mich als seinen ständigen Vertrauensarzt annahm und jahrelang fast bei jeder Verhandlung, nicht nur, wenn es sich um Schädigungen des Gehörorgans handelte, als Gutachter zuzog. Die meisten Fälle, die ich zu begutachten hatte, lieferte die Müllereiberufsgenossenschaft, hauptsächlich Hand- und Fingerverletzungen.

Die weltberühmten Leute, die ich in Frankfurt behandelte, waren wegen Hörstörungen zu mir gekommen: Wilhelm Jordan und Klara Schumann. Der einstige Abgeordnete und Reichsmarinerat von 1849, später Homerübersetzer, Nibelungendichter und Rhapsode, wohnte in der Strasse „am Taunusplatz“, die später Niddastrasse genannt wurde. Da ihm dieser neue Name für seine Wohnstätte nicht vornehm genug erschien, liess er an seinem Hause ein grosses Schild mit der alten Bezeichnung „Taunusplatz“ anbringen. Als neue Schwemmkanäle gebaut wurden, ärgerte er sich über die langsame Ausführung der Arbeiten vor seinem Hause und schalt deshalb jeden Morgen, wenn er seinen Fensterladen öffnete, die Arbeiter aus. Da zog eines Tages ein humoristischer Ingenieur einen Arbeiterkittel an, machte sich vor Jordans Hause zu schaffen und antwortete ihm, als er wieder beim Ladenöffnen zu schelten begann, in rein frankfurtischer Mundart: „sein se nor ruhig, Herr Dokter, die Niwelunge sin aach net an eim Dag fertig worde.“ Darauf beruhigte sich der Dichter wirklich und erzählte freudestrahlend, sein Epos sei bereits in die niedersten Volksschichten gedrungen.

Klara Schumann ist nur einmal bei mir gewesen. Wie sie in einem ihrer Briefe an Joachim erzählt, hatte ihr der Hausarzt geraten, einen Ohrenarzt zu konsultieren, aber nicht zu tun, was der ihr riete; es ging ihm damit, wie dem blinden Huhne, das auch einmal ein Korn fand, denn das Leiden der Künstlerin war unheilbar.

---

[1]) Dieser Fall ist von dem Juristen Oppenheim in einer Abhandlung verwertet mit dem Titel: „Fahrlässige Behandlung und fahrlässige Begutachtung von Ohrenkranken. Mit einer Einleitung über die Notwendigkeit eines Examens über Ohrenheilkunde in der Approbationsprüfung der Ärzte von O. Körner.“ Zeitschrift für Ohrenheilkunde, Bd. 35. Separat erschienen bei Bergmann in Wiesbaden.

II. Vereinstätigkeit und Wissenschaft.

Sogleich nach meiner Niederlassung wurde ich Mitglied des ärztlichen Vereins, der Senckenbergischen naturforschenden Gesellschaft und des Vereins für naturwissenschaftliche Unterhaltung.

Dem ärztlichen Vereine gehörten alle Ärzte der Stadt an mit Ausnahme von zwei oder drei ehrenwerten Sonderlingen und einigen Unwürdigen. In diesem Vereine herrschte ein reges wissenschaftliches Streben und ein gutes kollegiales Einvernehmen. Durch die kurz vor meiner Niederlassung erfolgte Berufung von Karl Weigert an das Senckenbergianum kam im Vereine auch die pathologische Anatomie und die von Robert Koch zur höchsten Bedeutung gebrachte Bakteriologie zur Geltung. Wurden sogenannte Standesangelegenheiten besprochen, so überwogen ethische Bestrebungen alle materiellen Interessen. Nur selten habe ich eine Sitzung versäumt, und schon sehr bald wurde ich in ungewöhnlichem Masse mit Ämtern betraut. So wurde ich Redakteur des vom Vereine herausgegebenen: „Jahresbericht über die Verwaltung des Medizinalwesens, die Krankenanstalten und die öffentlichen Gesundheitsverhältnisse der Stadt Frankfurt am Main", Vorsitzender der Bibliothekskommission, Mitglied des Ausschusses für Standesangelegenheiten (Ehrenrat) und endlich Stellvertreter in der Ärztekammer der Provinz Hessen-Nassau. Alle diese Ämter wurden mir bis zu meinem Weggange von Frankfurt anvertraut.

Auch den wissenschaftlichen Sitzungen der Senckenbergischen naturforschenden Gesellschaft wohnte ich regelmässig bei. Nach zwei Jahren wurde ich unter die „arbeitenden" Mitglieder aufgenommen und erhielt damit Sitz und Stimme in der Verwaltung. Ein Jahr lang bekleidete ich das Amt des 2. Sekretärs und war 1888/89 Mitglied der Kommission zur Erteilung des Sömmerring-Preises, den die Gesellschaft alle vier Jahre zu vergeben hatte; damals verliehen wir ihn Roux für seine bahnbrechenden Arbeiten über Entwicklungsmechanik.

Grossenteils aus den „arbeitenden" Mitgliedern der Senckenbergischen naturforschenden Gesellschaft rekrutierte sich der „Verein für naturwissenschaftliche Unterhaltung", gewöhnlich „Käwwernschachtel" genannt. Er war 1859 gegründet worden und blüht noch heute. In ihm vereinigten sich Ärzte, Tierärzte, Apotheker, Chemiker, akademisch und seminaristisch gebildete Lehrer, Forstleute, Gärtner, Ingenieure, Maler, Juristen, aktive und inaktive Offiziere, Post- und Eisenbahnbeamte, Kaufleute und Handwerker. Viele dieser Männer waren nicht etwa Dilettanten, sondern anerkannte, zum Teil sogar berühmte Forscher, wie z. B. die Zoologen Noll und Richters; die Malakozoologen Kobelt und Heynemann; der

Schmetterlingsforscher Oberstleutnant a. D. Saalmüller, der so eifrig sammelte, dass er einmal 1870 als Hauptmann in Frankreich bei aufgefahrener Batterie einen Schmetterling fing, der sich später als neue Art erwies; der Entomologe Major a. D. Professor Dr. von Heyden; der Kristallograph Ritter, der sich seinen Lebensunterhalt als Klavierstimmer verdiente, und viele andere. Jeder brachte zwanglos zum Vortrage oder zur Demonstration, was ihn gerade beschäftigte. Die Diskussionen waren lebhaft und anregend. Streberei kam nicht auf, da keine Sitzungsberichte veröffentlicht wurden, und die Aufnahmebedingungen für neue Mitglieder das Fernhalten ungeeigneter Leute möglich machten.

―――――

Im Senckenbergischen anatomischen Institute, dessen Direktor nach Lucäs Tod der stets heitere und liebenswürdige pathologische Anatom Weigert geworden war, und in dem Edinger damals seine bahnbrechenden Hirnforschungen begann, habe ich sogleich nach meiner Niederlassung Untersuchungen über die chirurgische Anatomie des Ohres und Schläfenbeines an der dort befindlichen grossen Sammlung von Rasseschädeln angestellt. Da ich hierzu nur in den frühen Morgenstunden Zeit hatte, überliess man mir einen Schlüssel der Anstalt, so dass ich im Sommer dort schon arbeiten konnte, ehe noch der Diener erschienen war. Ich wollte ermitteln, ob die damals noch gefürchteten sogenannten gefährlichen Schläfenbeine, deren Gefährlichkeit sich erst während der Schwartzeschen Mastoiditisoperation herauszustellen pflegte, nicht schon vor der Operation erkannt werden könnten. Man kommt nämlich bei dieser Operation bisweilen mit einem sehr weit nach vorn, fast bis zum Gehörgange vorgelagerten Sinus transversus in Kollision, oder auch eine ungewöhnlich tief stehende mittlere Schädelgrube beschränkt das Operationsgebiet von oben her, und damals fürchtete man nicht nur die Verletzung von Sinus und Dura, sondern sogar ihre einfache Blosslegung. Ich fand nun, dass die beiden Abnormitäten fast nur bei stark brachycephalen Schädeln vorkommen, dagegen bei stark dolichocephalen gänzlich fehlen, und konnte die schon bekannte, aber noch nicht in ihrer Bedeutung gewürdigte Tatsache bestätigen, dass sich der rechte Sinus transversus fast immer tiefer in das Schläfenbein einsenkt und dadurch dem Operationsgebiete näher kommt als der linke. Daraus ergab sich als Richtschnur bei der Schwartzeschen Operation, bei Brachycephalen, namentlich wenn es sich um die rechte Seite handelte, besondere Vorsicht walten zu lassen [1]). Heutzutage haben wir diese Richtschnur nicht mehr nötig, da wir die Aufdeckung von Dura und Sinus nicht mehr scheuen.

―――――

[1]) Zeitschrift für Ohrenheilkunde, Bd. 16.

Viel wichtiger wurden die genannten Ermittelungen in einer anderen Hinsicht. Lag die mittlere Schädelgrube tief, und der Sinus weit nach vorn, so waren damit bei Mastoiditis sowohl der Schläfenlappen des Hirns, wie auch der Sinus transversus und die Kleinhirnhemisphäre näher an den Eiterherd im Schläfenbein gerückt, und damit die Gefahr einer eitrigen Infektion des Sinus, der Hirnhäute und des Hirnes besonders gross. Wurden also die „gefährlichen" Schläfenbeine zuerst gefürchtet, weil sie die Operation der Mastoiditis erschwerten, so musste man sie jetzt fürchten, weil sie offenbar letale Infektionen des Schädelinhaltes begünstigten. In der Tat konnte ich an der damals vorhandenen Kasuistik nachweisen, dass solche Komplikationen auf der rechten Seite, wo der Sinus in der Regel dem Eiterherde näher liegt, viel häufiger beobachtet worden waren, als auf der linken[1]).

Dies führte mich wieder zu einer neuen Erkenntnis[2]). Bisher hatte man geglaubt, die otogenen Hirnabszesse könnten in jedem Hirnteile, ja in der dem kranken Ohre entgegengesetzten Hemisphäre auftreten. Eine kritische Durchsicht der Kasuistik zeigte mir jedoch, dass die wirklich otogenen Hirnabszesse stets in der nächsten Nähe der ursächlichen Ohr- und Schläfenbeineiterung, d. h. im Schläfenlappen oder in der Klein- hirnhälfte der gleichen Seite liegen, und dass sich fast immer der Weg, den sich der Eiter vom Ohre ins Hirn gebahnt hatte, schon makroskopisch erkennen liess. Damit war einerseits die Lokaldiagnose dieser Abszesse vereinfacht, denn es konnten nur die beiden genannten Hirnteile auf der Seite des kranken Ohres in Betracht kommen, und andererseits konnte man bei zweifelhafter Erkenntnis, ob ein vermuteter Abszess im Schläfen- lappen oder im Kleinhirne sass, operativ den Weg verfolgen, den der Eiter aus dem Knochen in das Hirn genommen hatte, und so den Abszess finden und entleeren, noch ehe er deutliche lokaldiagnostische Symptome gemacht hatte.

Als ich mit diesen Erwägungen beschäftigt war, wurden aus England und Schottland die ersten Fälle von erfolgreich operierten otogenen Hirn- abszessen mitgeteilt. Es waren Grosshirnabszesse mit einem voll ent- wickelten Symptomenkomplexe gewesen, aus welchem ihr Sitz im Schläfen- lappen schon vor der Operation erkannt worden war. Man hatte also direkt auf den Schläfenlappen trepanieren und den Abszess entleeren können, und Ernst von Bergmann, der sich nun auch an solche Opera- tionen herangewagt hatte, verlangte, dass man nur diese sicher lokalisier- baren Abszesse operieren sollte, um nicht durch Misserfolge die Operation

---

[1]) Archiv für Ohrenheilkunde, Bd. 27.
[2]) Archiv für Ohrenheilkunde, Bd. 29.

zu diskreditieren. Dies war gewiss anfangs noch richtig; wenn man nun
aber nach meinem Vorschlage den Hirneiter vom kranken Schläfenbeine
aus aufsuchte, indem man den Weg verfolgte, den er von da ins Hirn
genommen hatte, durfte man hoffen, auch manchen Abszess finden und
heilen zu können, der noch keine Lokalsymptome gemacht hatte. Auch
war es klar, dass solche Frühoperationen eine weit günstigere Aussicht
auf Erfolg boten, als die bisherigen Spätoperationen bei voll entwickelten
Symptomen, d. h. bei weit gefährlicheren Abszessen. Die Erfolge haben
mir recht gegeben, und von Bergmann ist später meinem Vorschlage
beigetreten; die dritte Auflage seines Buches über die chirurgische Behandlung von Hirnerkrankungen schliesst er mit den Worten: „Die Idee
Körners, dem Eiter im Hirne auf dem Wege nachzugehen, auf dem er
ins Hirn gekommen ist, hat den Fortschritt begründet, dessen sich die
moderne Otiatrik rühmen kann.“

Wenn ich mich bei diesem Vorgehen in gewissem Masse von den
lokalen Symptomen unabhängig gemacht hatte, so war es mir doch klar,
dass ein sorgfältiges Studium der Symptome aller Arten von otogenen
Eiterungen des Hirns, der Hirnhäute und der Blutleiter den angebahnten
Fortschritt weiter führen und krönen müsste. Aus der Kussmaulschen
Klinik hatte ich ein grosses Interesse für Hirnpathologie mitgebracht, und
manche gute Beobachtung fand ich in der Literatur, aber nirgends war
die Symptomatologie dieser Erkrankungen kritisch durchgearbeitet und
von der aller gleichartigen, aber aus anderen Ursachen bzw. auf anderen
Wegen zustande gekommenen streng getrennt worden. Man hatte die
traumatischen, die pyämisch-metastatischen, die otitischen und die rhiniti-
schen Hirnabszesse in einen Topf geworfen und ein allgemeines Krankheitsbild konstruiert, das keinem einzigen dieser verschiedenen Zustände
gerecht geworden war. Ähnlich war es mit den Entzündungen der Hirn-
blutleiter und der Hirnhäute gegangen. Hier die notwendige Sichtung
vorzunehmen und das Gesicherte aus der Menge des Zweifelhaften heraus-
zuheben, schien mir nun eine lohnende Aufgabe, der ich mich vom Früh-
jahre 1890 an mit Eifer in meinen wenigen Mussestunden, meist spät am
Abend, hingab. Eigene Beobachtungen und Erfahrungen liessen mich
immer mehr in dieses Gebiet eindringen, und ein Vortrag darüber im
Ärzteverein führte zu einer Diskussion, die sich durch mehrere Sitzungen hinzog und im gedruckten Berichte als „grosszügig“ bezeichnet wird. Im Früh-
jahre 1893 war mein ganzes Material gesammelt und übersichtlich geordnet,
so dass ich beginnen konnte, das werdende Buch[1]) meiner Frau zu diktieren.

---

[1]) O. Körn r, Die otitischen Erkrankungen des Hirns, der Hirnhäute und der Blutleiter, Frankfurt a. M. bei Johannes Alt, 1894. — Die späteren Auflagen sind bei J. F.
Bergmann in Wiesbaden erschienen.

In dieser Zeit besuchte unser Kreisphysikus Grandhomme den ihm befreundeten Chirurgen Ernst von Bergmann in Berlin und erzählte ihm von meinem Vorhaben. Bergmann interessierte sich lebhaft für die Sache und erbot sich, ein Vorwort zu dem Buche zu schreiben. Das war mir natürlich sehr willkommen, denn eine Empfehlung aus seiner Feder musste das Buch in den Kreisen der Fachchirurgen, für die ich ein unbekannter praktischer Arzt war, gut einführen und damit der Sache nützen. Ich sprach dann noch Bergmann persönlich auf der Naturforscherversammlung zu Nürnberg (im September 1893), und nach Einsicht in die Korrekturbogen schickte er mir das Vorwort.

Wer je Ernst von Bergmann näher treten durfte, wird den Eindruck seiner imponierenden Persönlichkeit nicht vergessen. Ich hatte später noch einmal die Freude, mich mit ihm über das uns gemeinsame Forschungsgebiet unterhalten zu können, als 1895 auf der Naturforscherversammlung in Lübeck ein festliches Mahl die Teilnehmer in den Hallen des Ratskellers vereinigte. Mein Tischplatz war in einem Nebenraume, und durch eine weite Unterbrechung der Wand sah ich Bergmann in dem Hauptraume sitzen. Unsere Blicke begegneten sich zufällig, und als ich merkte, dass er mich ansah, als ob er überlegte, wer ich sei, hob ich mein Glas, um ihm zuzutrinken. Da stand er auf, winkte mir und ging dem Nebenraume zu. Ich ging ihm entgegen und bald standen wir uns gegenüber, von beiden Räumen aus sichtbar. Er begann das Gespräch mit den Worten: „Endlich finde ich jemand, mit dem ich über Riedels Vortrag sprechen kann; was sagen Sie dazu?" Der Jenenser Chirurg Riedel hatte in einer der grossen allgemeinen Sitzungen einen populären Vortrag über die Fortschritte der Hirnchirurgie gehalten. Inhaltlich war der Vortrag tadellos gewesen, aber es fehlte dem Redner die hohe Begeisterung, die den Hörer zum ganzen Verständnisse der Bedeutung des Errungenen hätte erheben sollen. So etwa suchte ich meinen Eindruck darzustellen. Da stiess Bergmann mit mir an, richtete sich hoch auf, als ob er am Rednerpulte stände, und sagte mit erhobener Stimme in der stark akzentuierten Sprechweise des Livländers mit den volltönenden Vokalen und dem rollenden r: „ja, das ist es; er hätte sagen müssen: jetzt sind wir so weit gekommen, dass wir unser Messer ungestraft in das Organ der Seele tauchen!" Der gewaltige und doch wohllautende Klang seiner Stimme war weit vernehmbar, die Gespräche an den nächsten Tischen verstummten und vieler Augen richteten sich auf den begeisterten Forscher. Dann sah man die Leute ihre Köpfe zusammenstecken, und ich merkte, dass der und jener seinen Nachbar fragte, mit wem da Bergmann so gewaltig geredet hätte. Das kleine Erlebnis zeigt, wie ihn die Begeisterung für sein

Fach hinriss und ihm lapidare Sätze entlockte, um das Errungene zu verkünden. —

Ausser den oben erwähnten Schädeluntersuchungen habe ich damals noch solche über verschiedene abnorme Verhältnisse am Schläfenbein mit Rücksicht auf ihre Bedeutung für die Pathologie angestellt[1]) und dabei auch die grossen Schädelsammlungen in Marburg und Wien benutzt. In Wien habe ich auch die bekannten Fachgenossen Gruber, Politzer und Urbantschitsch besucht und in ihren Kursen hospitiert.

Pfingsten 1890 wurde ich zur Teilnahme an der 10. Versammlung „befreundeter süddeutscher, österreichischer und schweizerischer Ohrenärzte" nach Nürnberg eingeladen. Es war das eine Gesellschaft, in die nur eintreten konnte, wer auf Beschluss der Mitglieder dazu aufgefordert worden war. An der Nürnberger Tagung nahmen 14 Ohrenärzte teil, darunter Politzer aus Wien und Zaufal aus Prag. Walb aus Bonn war als Vertreter einer norddeutschen Ohrenärztevereinigung gekommen, um die Verschmelzung beider Gruppen zu einer Deutschen Otologischen Gesellschaft anzuregen. Man stimmte dem bei, beschloss, die konstituierende Versammlung der neuen Gesellschaft nach Frankfurt a. M. zu berufen und beauftragte O. Wolf und mich, die nötigen Vorbereitungen daselbst zu treffen. So ist die Nürnberger Versammlung die letzte der süddeutschen Gruppe gewesen, aber auch die glänzendste. Den Vogel schoss Zaufal ab, der hier zum ersten Male zielbewusst und ausführlich über die Operation der chronischen Ohr- und Schläfenbeineiterungen, die später sogenannte Radikaloperation, sprach[2]). Ich trug dort unter anderem die Ergebnisse von Untersuchungen vor, die ich über die Missgestaltungen und Wachstumsstörungen des Oberkiefers infolge von behinderter Nasenatmung angestellt hatte[3]).

Die konstituierende Versammlung der Deutschen Otologischen Gesellschaft fand Ostern 1892 in Frankfurt statt unter dem Vorsitze von Moos und Lucae. Die ganz grossen Leute, Politzer und Schwartze, waren ferngeblieben; jeder von ihnen mochte wohl erkannt haben, dass man ihm die Alleinherrschaft in der neuen Gesellschaft nicht zugestehen würde. In unser häusliches Leben kam bei dieser Versammlung, wie auch

---

[1]) Zeitschrift für Ohrenheilkunde, Bd. 19, 22, 23 und 24. Archiv für Ohrenheilkunde, Bd. 28 und 30.

[2]) Den mächtigen Eindruck, den dieser Vortrag auf die Teilnehmer der Versammlung machte, habe ich 1917 zu schildern versucht (Zeitschr. f. Ohrenheilk., Bd. 75, S. 279).

[3]) Erschienen bei Vogel in Leipzig, 1891.

bei der zweiten im folgenden Jahre, ein lebhaftes und anregendes Treiben; viele Teilnehmer brachten die Abende, ihre Frauen auch manche Tagesstunde in unserem Hause zu, wo der Tisch stets gedeckt war. Die dritte Versammlung tagte Pfingsten 1894 in Bonn. Dort zeigte ich meine Gehörgangsplastik[1]) für die Zaufalsche Operation. Die Leitung der 12. Versammlung, 1903 in Wiesbaden, wurde mir anvertraut.

Diese Gesellschaft hat sich schon in den ersten Jahren ihres Bestehens sehr nützlich erwiesen, indem sie das Verständnis und die gegenseitige Wertschätzung der verschiedenen Arbeits- und Forschungsrichtungen in dem jungen Fache förderte, und damit die Leistungen der einzelnen lokalen und partikularistischen Schulen (Halle, München, Wien usw.) zu einer deutschen Ohrenheilkunde zusammenschweisste.

Berufungen nach Marburg und Rostock.

Es wechselt, wie im Weltmeer, Ebb' und Flut
Im Menschenleben; wer die Flut benutzt
Erreicht das Glück; wer träge sie versäumt,
Der muss an Klippen elend untergehn.
Auf einer hohen Flut sind wir jetzt flott
Und müssen ihrer Strömung, die uns dient,
Nun folgen, oder Alles ist dahin.
Shakespeare. Julius Cäsar.

In den 80er Jahren gab es in Marburg und an einigen anderen Universitäten noch keinen Lehrer der Ohrenheilkunde. In Marburg wollte Külz diesem Bedürfnisse abhelfen und benutzte dazu im Einverständnis mit dem preussischen Universitätsdezernenten Althoff folgende Gelegenheit.

Im Frühjahr 1887 war der Anatom Lieberkühn gestorben, und der alte Extraordinarius Guido Wagener, der die Prosektur nur noch um seines Freundes Lieberkühn willen geführt hatte, legte dieses Amt nieder. Da er ein wohlhabender Junggeselle war, wurde ihm von Althoff und Külz nahegelegt, auf sein Ruhegehalt bei Gelegenheit seiner bevorstehenden Ernennung zum Honorarordinarius zu verzichten, damit das Gehalt in anderer Weise für die Universität nutzbar gemacht werden könnte. Wagener ging bereitwillig hierauf ein, offenbar in der Meinung, auf diese Weise die Stellung seines Nachfolgers zu verbessern. Dies erreichte er aber nicht; denn der Nachfolger wurde zwar als Prosektor, nicht aber als Extraordinarius besoldet.

Zwei Jahre später, im Februar 1889, bot mir Külz im Auftrage von Althoff ein neu zu errichtendes Extraordinariat für Otologie und Laryngologie an und fügte hinzu, dass das ehemalige Wagenersche Ge-

---

[1]) Archiv für Ohrenheilkunde, Bd. 37, S. 130.

halt zu meiner Besoldung verfügbar wäre. So hatte Althoff Wageners Gutmütigkeit ausgenutzt, um mit dem ein für allemal für einen zweiten Anatomen bewilligten Gelde einen ganz neuen Lehrstuhl für ein anderes Fach mit Umgehung des Finanzministers und des Landtags zu errichten.

Auf mich war Althoffs Aufmerksamkeit wohl nur durch Külz gelenkt worden, da ich damals aus dem Gebiete der Otologie und Laryngologie noch wenig veröffentlicht hatte. Der Entschluss, das ehrenvolle Anerbieten abzulehnen, hat mich einen schweren Kampf gekostet; aber es musste sein. Die Marburger Verhältnisse waren doch gar wenig verlockend. Zwar hätte ich, wie mir Külz sagte, die Erlaubnis erhalten, in der medizinischen Poliklinik ambulante Ohren- und Kehlkopfkranke zu behandeln, wäre aber dadurch in völlige Abhängigkeit von dem Polikliniker geraten, der selbst wieder vom Kliniker abhängig war.

Nach meiner Absage blieb die Stelle noch ein ganzes Jahr unbesetzt. Dann wurde Barth berufen.

Im Laufe der folgenden Jahre hatte meine praktische und wissen-schaftliche Tätigkeit einen solchen Umfang angenommen, dass ich ernstlich an eine Einschränkung denken musste, wenn ich mich nicht gänzlich aufreiben wollte. Entweder musste ich nun die hausärztliche oder die spezialistische Praxis aufgeben. In der Wissenschaft war ich auf dem Gebiete der Ohrenheilkunde tätiger und erfolgreicher gewesen, als auf dem der inneren Medizin, und die hausärztliche Praxis brauchte ich nicht länger zu meiner Ausbildung, denn sie hatte mich längst gelehrt, was sie mich lehren konnte: den kranken Menschen, nicht nur ein krankes Organ zu behandeln. Darum zog es mich mehr und mehr zur ausschliesslich spezialistischen und, wenn möglich, akademischen Tätigkeit.

Zunächst plante ich im Frühjahr 1894 eine Habilitation für Ohren-heilkunde in Heidelberg, wo der alte Fachvertreter Moos seinen Aufgaben nicht mehr genügte. Mein Lehrer Kussmaul, der im Ruhestande in Heidelberg lebte, aber dort noch eine umfangreiche konsultative Tätigkeit ausübte, riet mir sehr zu diesem Schritte, wollte mich aber nebenbei als seinen Adlatus in der inneren Medizin beschäftigen, ungefähr so, wie er es später mit Fleiner gemacht hat. So hätte ich mich dem gewählten Fache wiederum nicht ganz widmen können und gab deshalb diesen Plan auf.

Fast gleichzeitig trat ein Ereignis ein, das mich beinahe der Ohren-heilkunde entfremdet hätte. Die Stelle des Chefarztes der inneren Abteilung am Frankfurter städtischen Krankenhause war frei geworden. Als Schüler und ehemaliger Assistent von Kussmaul glaubte ich, ein Anrecht auf diesen schönen und einflussreichen Posten zu haben, zumal ich durch die hausärztliche Praxis in enger Fühlung mit der inneren Medizin geblieben war, jahrelang eifrig für das Zentralblatt für klinische Medizin referiert hatte und auch wissenschaftliche Arbeiten über innere Krankheiten aus meiner Assistentenzeit und aus der Frankfurter Praxis aufweisen konnte. Auch mein Hirnbuch behandelte ebensowohl Probleme der inneren Medizin wie der Chirurgie und Ohrenheilkunde. Nicht wenige meiner Kollegen rieten mir deshalb, mich um die genannte Stelle zu bewerben, und empfahlen meine Kandidatur den beiden Bürgermeistern und den Stadträten. Indessen machte sich auch eine starke Gegenströmung geltend, deren Führer wörtlich verkündete, Frankfurt sei es sich selber schuldig, die Stelle nur einem Universitätsprofessor zu übertragen! So konnte ich des Sieges nicht sicher sein und unterliess die förmliche Bewerbung. Ein Universitätsprofessor, von Noorden, wurde gewählt, und die Ironie des Schicksals fügte es, dass ich zwei Monate später selber Universitätsprofessor war.

Kurz nachdem die Stelle am städtischen Krankenhause besetzt worden war, brachte meine Zeitung vom 12. September 1894 die Nachricht von dem Tode des ausserordentlichen Professors der Otologie und Laryngologie Lemcke in Rostock, eine andere Zeitung vom gleichen Tage aber die Todesnachricht des Rostocker Professors der Theologie Dieckhoff, und es erhob sich die Frage, ob wirklich in Rostock gleichzeitig zwei Professoren gestorben waren; es konnte sich ja auch um nur einen Todesfall und um eine Namensverwechslung in der einen Zeitung handeln. Lemcke hatte ich auf den Versammlungen der Deutschen Otologischen Gesellschaft kennen und schätzen gelernt. Dass der im besten Alter stehende Kollege gestorben sein sollte, ging mir nahe, zugleich aber dachte ich, dass, wenn die Nachricht stimmte, eine akademische Stellung frei geworden sei, die wohl meinen Wünschen entspräche. Es fiel mir ein, dass der Vater eines meiner Freunde aus der Strassburger Assistentenzeit, Thierfelder, als innerer Kliniker in Rostock wirkte. Ich fragte deshalb bei dem Freunde, der damals Assistent am hygienischen Museum in Berlin war, an, ob Lemcke oder Dieckhoff gestorben sei, oder gar beide. Umgehend kam seine Antwort, leider seien beide Todesnachrichten richtig; gerade als er meinen Brief erhalten habe, sei sein Vater bei ihm gewesen und habe ihn beauftragt, mich zu fragen, wen ich als Nachfolger Lemckes empfehlen könnte; er selbst habe mich seinem Vater nicht empfohlen, da ich meine schöne Stellung in Frankfurt gewiss nicht aufgeben wollte.

Wäre kein Zweifel an Lemckes Tode gewesen, so hätte ich gar nicht an Thierfelder geschrieben. Dass man sich selbst ohne weiteres um eine Professur bewerben dürfte, war ein Gedanke, der in meiner damaligen Vorstellung von akademischen Sitten keinen Raum hatte; da ich

nun aber aufgefordert war, andere vorzuschlagen, hielt ich jede Scheu
für unnötig und schrieb, ich könnte niemand vorschlagen, weil ich glaubte,
selbst ein Anrecht auf diese Stelle zu haben.

Nun folgten Tage freudig banger Erwartung. Schon sah ich das
erstrebte Ziel nahe vor Augen, da drohte eine plötzliche Erkrankung, meiner
beruflichen Tätigkeit ein jähes Ende zu bereiten. Damals war ungewöhnlich
früh unter Stürmen und Regengüssen kaltes Herbstwetter eingetreten. Mein
geschlossener Wagen, den ich gern benutzt hätte, war beim Lackierer, und
ich musste bei dem fatalen Wetter in dem schon erwähnten kleinen offenen
Wagen auf die Praxis fahren. Das aufgestellte Halbverdeck und das
Spritzleder schützten mich zwar vor dem Regen, aber der nasskalte Wind
blies unter das Verdeck schräg hinein und um mich herum. Dabei empfand
ich eine unangenehme Kälte im Nacken, die sich weder durch Aufstellen
des Rockkragens noch durch Reiben der Haut dauernd beseitigen liess.
Als ich am nächsten Morgen erwachte, entdeckte ich mit Schrecken, dass
ich auf dem linken Auge nichts mehr sehen konnte; was ich fixierte, wurde
von einem grossen blaugrauen Flecke verdeckt, als ob ich in ʼdie Sonne
gesehen hätte. Wie einer unserer Augenärzte konstatierte, handelte es sich
um eine retrobulbäre Neuritis des Sehnerven, für die keine andere Ursache
gefunden werden konnte, als die Kälteeinwirkung am Tage vorher. Der
Kollege riet mir, ich sollte mich im Dunkeln aufhalten; auch sei der reichliche Genuss eines guten Weines förderlich, um die offenbar stockende
Blutzirkulation in Gang zu bringen. So absonderlich mir diese Kur erschien, wollte ich mich ihr doch unterziehen, da ich auf die reiche Erfahrung
des Kollegen mein Vertrauen gesetzt hatte, und fand auch bald, wie sich
dies auf recht angenehme Weise machen liess. In Lorch am Rheine war
eine Tochter meines Onkels Max Schmidt (s. S. 10) an einen Weinbergs-
besitzer Altenkirch verheiratet, dem das im ganzen Rheingau berühmte
Gasthaus „zum Schwanen" gehörte. Dort konnte ich die verordnete Medizin
reichlich geniessen, denn der treffliche 1893er reifte in den Fässern, und
in den Weinkellern war es ja auch dunkel. Schon am nächsten Tage
fuhr ich mit einer grossen blauen Brille auf der Nase und dem Koffer auf
dem Bocke zum Bahnhofe. Da begegnete mir der Polizeipräsident von
Müffling, dessen Hausarzt ich war, veranlasste den Kutscher zum Halten
und sagte mir: „Mit der blauen Brille können Sie nicht abreisen; auf dem
Bahnhofe werden Sie sofort von meinen Geheimpolizisten als durchgehender
Bankkassier verhaftet." Ich fuhr also ohne Brille ab.

In Lorch wurde nun die verordnete Kur recht gewissenhaft durchgeführt, und, als schon nach acht Tagen eine merkliche Besserung eingetreten
war, sang ich in heiterer Gesellschaft im Keller:

> „Und er sass und vergass
> Auf seinem Schloss am Rhein
> Seinen Schmerz, denn sein Herz
> Labte Rüdesheimer Wein!"

Dort erhielt ich endlich eine Nachricht von Rostock. Der Anatom von Brunn, damals Dekan der Fakultät, schilderte mir in einem langen Briefe ehrlich die Vorzüge und die Mängel der Stellung und legte mir nahe, mich an Ort und Stelle über Personen und Verhältnisse zu orientieren und so auch der Fakultät Gelegenheit zu geben, mich kennen zu lernen. Da mein Augenleiden sich inzwischen weiter gebessert hatte, fuhr ich nach Rostock, fand die dortigen Verhältnisse erträglich und versprach, den Ruf anzunehmen, wenn er an mich ergehen sollte.

Nun kam wieder eine bange Zeit des Wartens, denn die Mühle des mecklenburgischen Ministeriums pflegt langsam zu mahlen. Endlich, am 30. Oktober, erhielt ich die Berufung. Später sagte mir einmal von Brunn, unter allen Berufungen, bei denen er mitgewirkt hätte, sei ihm meine die erfreulichste gewesen, weil bei ihr auf beiden Seiten ohne jeden Hinterhalt mit absoluter Ehrlichkeit verhandelt worden wäre. Dass dies im akademischen Leben nicht immer der Fall ist, sollte ich in der nächsten Zeit wiederholt erfahren. Zehn Jahre später, als ich selbst Dekan war, habe ich die Akten über meine Berufung eingesehen und gefunden, dass die Fakultät mich allein vorgeschlagen hatte, obwohl sie nach den Universitätssatzungen sechs Kandidaten hätte nennen müssen.

Der Abschied von meinem Vater und meinen Geschwistern wurde mir nicht leicht. Seit 1730 hatte kein Mitglied unserer Familie der Vaterstadt dauernd den Rücken gekehrt, und so war mein Weggang auch ein Verstoss gegen die Familientradition. Auch die Trennung von meinen Kranken wurde mir schwer; ich merkte dabei zu meinem grossen Erstaunen, dass gar manche, denen ich immer schonend und rücksichtsvoll begegnet war, mich ohne Trauer ziehen liessen, während andere, deren Launen und Schwächen ich oft mit harten Worten gegeisselt, und die ich manchesmal kräftig aufgerüttelt hatte, mir eine rührende Anhänglichkeit bewiesen. Schwache Menschen brauchen eben einen starken Arzt, denn:

> „Blüte edelsten Gemütes
> Ist die Rücksicht, doch zu Zeiten
> Sind erfrischend wie Gewitter
> Gold'ne Rücksichtslosigkeiten."

Der Ärzteverein gab mir ein Abschiedsfest, bei dem ein von dem humoristischen Neurologen Laquer gedichtetes Lied gesungen wurde, aus dem ich auf S. 80 einen Vers angeführt habe.

Leben und Lehren an der Universität.

Docendo discimus.

Einleben in Rostock.

Dem Wunsche der Fakultät entsprechend, trat ich mein Lehramt in Rostock schon 14 Tage nach erhaltener Berufung, Mitte November 1894, an. Im Dezember kamen Frau und Kinder nach. Auf das Liebenswürdigste von den Familien des Dekans von Brunn und des Klinikers Thierfelder empfangen, bezogen wir eine geräumige Wohnung auf dem neuen Markt, dem Rathause gegenüber. Das wechselnde Leben und Treiben auf dem prächtigen Marktplatz fesselte uns alle und führte die Kinder alsbald in das akademische Leben ein, da beim 70. Geburtstage Thierfelders ein Fackelzug der Studentenschaft vor unseren Fenstern endete und die Fackeln unter ·den Klängen des Gaudeamus auf dem Markte zusammengeworfen wurden. Im folgenden Herbste zogen wir in die Steintorvorstadt, wo ich in der Friedrich-Franz-Strasse ein schönes Haus gekauft hatte, das in einem grossen alten Garten steht, der sich bis zu den Wallanlagen erstreckt.

Der Rostocker medizinische Lehrkörper war bei meinem Eintritt noch recht klein; er zählte nur 8 Ordinarien, 5 Extraordinarien und 1 Privatdozenten, hob sich aber bald und zählte 1913 bereits 11 Ordinarien, 1 Honorarius, 4 Extraordinarien und 19 Privatdozenten, war also in 19 Jahren von 14 auf 35 Lehrer gestiegen. Im gleichen Zeitraum hob sich die Zahl der studierenden Mediziner von 110 auf 405, womit Rostock im Sommer 1913 die medizinischen Fakultäten von Halle, Erlangen, Giessen und Greifswald weit überflügelt hatte und hinter Göttingen nur um 7 Studenten zurückstand. Der Fakultät in einer Periode so raschen Aufstiegs angehört zu haben, ist mir eine grosse Freude. Den anderen Fakultäten ging es nicht so gut, und darum ist Rostock nach seiner Gesamtfrequenz immer noch die kleinste Universität in Deutschland.

Wenn auch Rostock die kleinste deutsche Universität beherbergte, war es keineswegs eine kleine Universitätsstadt, denn es zählte damals mehr Einwohner als Bonn, Heidelberg, Göttingen, Greifswald, Erlangen, Marburg, Jena und Tübingen. Die Stadt ist rasch gewachsen und hat jetzt 79000 Einwohner. In Kirchen und öffentlichen Gebäuden bewahrt sie noch manchen Rest der grossartigen niederdeutschen Backsteinbauten, und das mittelalterliche Kaufmannshaus ist noch in prächtigen und gut erhaltenen Exemplaren vorhanden. Der für Seeschiffe zugängliche Hafen und die leicht erreichbaren Seebadeorte Warnemünde, Heiligendamm u. a. lassen das Leben am Strande und das Baden in der Brandung in vollen Zügen geniessen. Auch für Theater, Konzerte und Kunstausstellungen war so gut gesorgt, dass wir die Grossstadt wenig vermissten.

In unserem ersten Rostocker Winter, der ungewöhnlich streng war, konnten wir auf der gefrorenen Ostsee weit hinauswandern und dem aufregenden Schauspiele zusehen, wie zwei grosse Dampfer in dreitägiger mühevoller Arbeit aus schweren Eispressungen befreit und in den sicheren Hafen geleitet wurden. Wenn bei Nordweststürmen die Wogen mächtig gegen die Warnemünder Mole brandeten, haben wir manchen salzigen Guss abbekommen, und nach Sturmfluten sahen wir jämmerliche Wraks von Seglern am Strande allmählich in den Wogen und im Sande verschwinden. Einmal hatte die Sturmflut einen kleinen eisernen Schleppdampfer so weit auf den Strand gesetzt, dass wir trockenen Fusses ganz um ihn herumgehen konnten. Zur Zeit der Sommersonnenwende genossen wir im Garten bei Nachtigallenschlag oder Eulenruf die hellen nordischen Nächte, wenn noch um Mitternacht ein Lichtschein am Horizonte lag, und im Herbste bescherte uns der Garten unter anderem köstliche Gravensteiner Äpfel von dem unvergleichlichen Dufte, wie ihn diese Frucht nur in ihrer Heimat, an den Gestaden der Ostsee, gewinnt. Die wechselvolle hügelige Landschaft Mecklenburgs mit Wiesen, Feldern, urwüchsigen Wäldern und zahllosen grossen und kleinen Seen zog uns mächtig an, und weitere Ausflüge während der Ferien zeigten uns die roten Klippen von Helgoland, die wunderbaren buchengekrönten Kreidefelsen von Rügen und Mön, die von der Brandung zerrissenen Granitfelsen von Bornholm, die liebliche seeländische Küste und die schöne Stadt Kopenhagen, wo wir bald in freundschaftliche Beziehungen zu meinem Fachgenossen Holger Mygind und seiner Familie kamen. So sehr fesselten uns die Küstenlandschaften, dass wir erst nach Jahren unsere Sommerreisen wieder ins Gebirge machten, in den Harz, nach Oberbayern, in die Schweiz und in den heimischen Taunus.

Die Farbenpracht des Nordens erschliesst sich dem süd- und mitteldeutschen Auge erst allmählich; wer nicht lange da oben gelebt hat, kann die Landschaftsbilder der Worpsweder Schule oder des trefflichen Mecklenburgers Rettich nicht verstehen und geniessen. Farbenpracht der umgebenden Landschaft erweckt aber auch Freude an der Farbe überhaupt; darum liebt es der Rostocker, bei jeder möglichen Gelegenheit Flaggen zu hissen. Es sieht herrlich aus, wenn die Mecklenburger Flagge: blau-gelb-rot, oder die Seeflagge: blau-weiss-rot, oder der Rostocker Greif: schwarz auf gelbem Grunde, lustig im frischen Winde flattern, ganz anders als wenn im Binnenlande bei ewiger Windstille die Fahnen als schlaffe Lappen an den Stangen herunterhängen.

Als grossen Vorzug der kleinen Universität begrüssten wir den Umgang mit den Professorenfamilien aller vier Fakultäten. Wohl nirgends verkehrten die Angehörigen einer Universität soviel gesellschaftlich miteinander wie noch in den 90er Jahren in Rostock. Die Universität glich geradezu einer grossen Familie. Natürlich gab es in dem grossen Kreise auch kleinere, die Nachbarschaft oder Neigung enger aneinander geschlossen hatte, aber der gesellschaftliche Verkehr aller mit allen wurde dadurch nicht aufgehoben. Diese gesellige Vermischung der Fakuläten brachte vielseitige geistige Anregungen, die durch den Wechsel im Lehrkörper immer wieder erweitert und vertieft wurden. Da dieser Wechsel gross war, denn kleinen Universitäten werden gute Kräfte nur gar zu oft entführt, bin ich im Laufe der Jahre mit einer stattlichen Reihe tüchtiger Gelehrter aus allen Fakultäten bekannt und mit vielen befreundet worden.

Unter allen diesen Männern will ich hier nur eines einzigen gedenken, der, als ich nach Rostock kam, schon seit Dezennien eine beispiellos einflussreiche Stellung in der Universität einnahm. Es war der bereits 70 jährige innere Kliniker Theodor Thierfelder. Aus der Schule Wunderlichs hervorgegangen, hatte er sich neben der Lehrtätigkeit vorzugsweise der Praxis gewidmet. Ausserhalb Mecklenburgs nur wenigen Arzten der älteren Generation bekannt, war er im Obotritenlande der populärste Mann. Es erregte Aufsehen und allgemeine Missbilligung im Lande, wenn irgend eine bekannte Mecklenburger Persönlichkeit ˙starb, ohne dass der alte Thierfelder an ihr Krankenbett geholt worden war, und es ist keine Fabel, dass Eisenbahnzüge auf ihn warteten, wenn er darum bitten liess. In der Universität ging sein Einfluss sehr weit; er, der Mediziner, hat einmal eine Reise unternommen, um für einen erledigten juristischen Lehrstuhl den geeigneten Mann zu suchen. Bei der Besetzung medizinischer Lehrstühle liess er sich nicht durch akademische Vorurteile beeinflussen. So hat er Gustav Simon und Franz König, obwohl sie nur einfache praktische Ärzte und niemals habilitiert gewesen waren, in das Rostocker chirurgische Ordinariat befördert und ihnen damit den Weg zur Weltberühmtheit gebahnt.

Seinen übermächtigen Einfluss verdankte Thierfelder hervorragenden Eigenschaften. Das Vertrauen der Kranken erwarben ihm seine Herzensgüte und seine stetige Hilfsbereitschaft. In der Fakultät gründete sich sein Ansehen auf eine umfassende Geschäfts- und Personenkenntnis. Mit Recht hat man von ihm gesagt, er verstehe zu fördern ohne zu treiben und zurückzuhalten ohne zu hemmen. — Leider hat er in den letzten Lebensjahren bei abnehmenden Geisteskräften Misserfolge erlitten, die ihm erspart worden wären, wenn eine gesetzliche Altersgrenze seiner

Wirksamkeit in der Universität ein rechtzeitiges und wohltätiges Ende gemacht hätte.

Bei allen den geschilderten Vorteilen der Universität vermisste ich doch schmerzlich die Möglichkeit einer klärenden Aussprache mit Fachgenossen, wie sie mir in Frankfurt reichlich geboten war. An der Universität sollte ich nun die erste Autorität auf meinem Gebiete darstellen und stand allein. Doch verdanke ich auch manche Anregung, die meinem Fach zugute kam, anderen Klinikern; so hat mich Martius in die Vererbungslehre eingeführt und mich dadurch befähigt, die sogenannte Otosklerose als Folge eines abnormen vererbbaren Entwicklungsvorganges innerhalb der Labyrinthkapsel anzusehen, während man sie vorher für eine exogen erworbene Krankheit gehalten hatte[1].

Von Förderungen durch Kollegen anderer Fakultäten will ich nur eine erwähnen. Als ich zufällig auf die Schriften des Amerikaners Thoreau aufmerksam geworden war, fand ich zu meiner Freude in der philosophischen Fakultät Kenner und Bewunderer dieses Naturschilderers und Philosophen, dessen Lehren an die des Epiktet erinnern. Seine Schriften wurden unter uns viel besprochen und blieben nicht ohne Einfluss auf meine Lebensanschauung.

Lehramt und Lehrbuch.

Lemcke hatte der Otologie und Laryngologie in Rostock durch rastlose Arbeit Ansehen verschafft, obwohl er bei Regierung und Fakultät allzu wenig Unterstützung gefunden hatte. Sein Extraordinariat war unbesoldet gewesen, und er hatte nur jährlich 500 Mark staatlichen Zuschusses für Ausstattung und Betrieb der Poliklinik und 1500 Mark für Aufnahme und Verpflegung unbemittelter Kranken in seine Privatklinik gehabt. Als er gestorben war, sah man ein, dass man ihn und sein Fach zu wenig unterstützt hatte, und bot seinem Nachfolger mehr an. Zwar erhielt ich an staatlichen Zuschüssen zunächst nicht mehr als er, aber es wurde sogleich ein besoldetes Extraordinariat errichtet und die Bereitwilligkeit ausgesprochen, bald noch mehr zu leisten. Zur Abhaltung der Poliklinik und der Kurse wurden mir Räume der medizinischen Klinik an bestimmten Stunden zur Verfügung gestellt, und ich durfte, was Lemcke versagt war, in der chirurgischen Klinik operieren und die Operierten in der medizinischen Klinik unterbringen und behandeln; ja sogar für meine Privatpatienten stellte mir der innere Kliniker Thierfelder Zimmer auf

---

[1] O. Körner, Das Wesen der Otosklerose im Lichte der Vererbungslehre. Zeitschrift für Ohrenheilkunde, Band 50.

seiner Privatabteilung im Krankenhause zur Verfügung. Ihm und dem Chirurgen Garrè wurde ich hierdurch bald so unbequem, dass sie meine Bemühungen, eine eigene Klinik zu erhalten, auch in ihrem eigensten Interesse unterstützten. Wohl waren diese Verhältnisse, unter denen ich lehren und Kranke behandeln musste, jämmerlich und blieben es auch zunächst trotz einiger Verbesserungen, aber sie nahmen mir den Mut nicht; wurde doch auch in der Wüste gepredigt!

Zum Lehren war ich durch meine Vorträge im Frankfurter Ärzteverein geschult worden. Der dortige Zuhörerkreis von gereiften Kollegen und stark zur Kritik neigenden Konkurrenten hatte mich an eine gründliche Vorbereitung jedes Vortrags gewöhnt. In der Klinik war und bin ich freilich oft gezwungen, zu improvisieren, wenn zur Besprechung geeignete Kranke erst kurz vor der klinischen Stunde eintreffen; aber das gelingt leicht, denn die mit den Schülern vorgenommene Untersuchung und Überlegung macht eine vorher ausgearbeitete Disposition überflüssig, und der beste klinische Vortrag ist, wie Stromeyer sagt, die schlichte Aussprache dessen, was in der Seele eines menschenfreundlichen Arztes vorgeht, wenn er einen Kranken zu beurteilen hat. So wurde mir zwar die formale Seite des Lehrens nicht schwer, aber beim Unterrichten merkte ich bald, dass mein Wissen und Können grosse Lücken aufwies, die nun in harter Arbeit ausgefüllt werden mussten. Dazu blieb mir leider nur wenig Zeit, da ich mich nicht für berechtigt hielt, die Poliklinik den Assistenten allein zu überlassen, und operierenden Assistenten fast immer selbst assistierte, so dass mein Arbeitstag reichlich ausgefüllt wurde. Viel lernte ich durch den Besuch befreundeter Fachkollegen im In- und Ausland, und manche Erweiterung meiner Kenntnisse und Fähigkeiten wurde mir durch Assistenten erleichtert, die vorher schon an anderen Fachkliniken mit origineller Arbeitsrichtung tätig gewesen waren, wie die Schüler Killians Henrici und Köllreutter, der Schüler Jansens Lautenschläger und der Schüler Briegers Muck, während Grünberg, wohlgeschult in der pathologischen Histologie, meine klinische Arbeit durch die pathologisch-anatomische ergänzte. Preysing, der vorher noch bei niemand sonst Assistent gewesen war, hatte mich schon im Anfang meiner Lehrtätigkeit durch seine vielseitige Begabung angeregt.

Solange die Teilnahme am Unterrichte in Otologie und Laryngologie für die Studenten noch nicht obligatorisch war, besuchten nur die einsichtigeren meine Kurse; darum konnte ich in kleinen Kreisen jeden einzelnen persönlich anleiten und hatte die Freude, bald schöne Erfolge zu sehen. In Fächern, die Beherrschung einer schwierigen Technik erfordern, kann eben nur der Unterricht in kleinen Gruppen Nutzen bringen, und

an grossen Kliniken lernen nur die Assistenten etwas. Als später die
Ohren- und Kehlkopfklinik von allen Medizinern besucht werden musste,
teilte ich die zahlreicheren Zuhörer und lehrte in zwei Parallelkursen, obwohl ein Fakultätsgenosse Einspruch gegen mein Vorgehen erhob, weil
es andere akademische Lehrer, die sich nicht die gleiche Mühe auferlegten,
als weniger eifrig erscheinen liesse.

Es kann nicht die Aufgabe des klinischen Unterrichtes sein, jedem
Schüler umfangreiche spezialistische Kenntnisse beizubringen. Dazu würde
die zur Verfügung stehende Zeit auch nicht im entferntesten reichen. Zu
Spezialisten bilden wir nur unsere Assistenten aus; der zukünftige Allgemeinpraktiker aber braucht nur dazu erzogen zu werden, die Ohren-,
Nasen- und Kehlkopfkrankheiten rechtzeitig zu erkennen und zu wissen,
wie weit er sie selbst behandeln kann, und wann es im Interesse des
Kranken liegt, die Hilfe eines Spezialisten heranzuziehen. Die meisten
Lehrbücher der Oto-, Rhino- und Laryngologie berücksichtigen diese Bedürfnisse der Allgemeinpraktiker nicht, sondern verbreiten sich zu sehr
über Dinge, die nur der Spezialist zu beherrschen braucht, während sie
das, was der Allgemeinpraktiker wissen und können muss, nicht ausführlich und gründlich genug lehren. Um diesem Mangel abzuhelfen, habe
ich nach 14jähriger Lehrtätigkeit (1909) mein Lehrbuch der Ohren-, Nasen-
und Kehlkopfkrankheiten [1]) geschrieben, das in 11 Jahren 9 Auflagen erlebt hat. Den grössten Nutzen von diesem Buche hatte ich selbst, denn
jede neue Auflage zwang mich, die jüngsten Fortschritte der Wissenschaft
und Technik auf ihren Wert zu prüfen und sie mir so anzueignen, dass
ich sie kurz und fasslich dem Anfänger übermitteln konnte.

Praxis.

L e m c k e hatte neben seiner spezialistischen Tätigkeit viel hausärztliche Praxis gehabt. Ich beschränkte mich auf meine Fächer, wodurch ich
für diese viel mehr Zeit gewann, als er. Die Folge war eine schnelle Zunahme der Kranken in Poliklinik und Klinik, sowie das Aufblühen einer
grossen spezialistischen Privatpraxis, die sich bald über ganz Mecklenburg
und einen Teil der Nachbarländer erstreckte; auch manche Kranke aus
den skandinavischen Ländern und aus Russland liessen sich von mir
operieren. Im Sommer brachten mir die Kurgäste der vielen benachbarten Seebäder eine oft drückende Arbeitsvermehrung.

Die Mecklenburger Ärzte sind mir fast alle mit Wohlwollen und Vertrauen entgegengekommen, und ich lernte unter ihnen, namentlich unter

---

[1]) J. F. Bergmanns Verlag in Wiesbaden.

den in kleinen Landstädtchen tätigen, manchen vortrefflichen Mann kennen. Anfangs wurde ich viel zu Beratungen auf das Land gerufen, doch, so hübsch diese Reisen mit Bahn, Wagen oder Schlitten durch wechselvolle Gegenden waren, wurden sie mir bald zur Last, weil sie mich zu lange der wichtigeren Krankenhaus- und Lehrtätigkeit entzogen und auch meist geringen Nutzen brachten, da gründliche Untersuchungen und Operationen doch nur in der Klinik möglich sind. Das sahen die Ärzte auch bald ein und befolgten meinen Rat, ihre Kranken gleich nach Rostock zu schicken, statt mich erst zu ihnen zu rufen. Häufig musste ich zur Beratung der Grossherzoglichen Familie nach Schwerin, Ludwigslust, Doberan oder Gelbensande fahren; aber auch die hohen Herrschaften zogen es bald vor, zu mir nach Rostock zu kommen. Konsultationsreisen über die mecklenburgischen Grenzen hinaus, wie nach Berlin, Hamburg, Lübeck, Frankfurt a. M., Nürnberg usw. kamen im Laufe der Jahre gelegentlich vor.

Berufungen nach Breslau, Heidelberg und Leipzig.

Innerhalb eines Jahres — Juni 1895 bis Juni 1896 — erhielt ich drei Berufungen, die ich ablehnen musste: nach Breslau, Heidelberg und Leipzig. Es scheint mir der Mühe wert, über die Berufungsverhandlungen genauer zu berichten, denn sie kennzeichnen die Schwierigkeiten, die sich damals noch dem Aufschwunge der Ohrenheilkunde an den Universitäten entgegenstellten, und sind für die Geschichte des Berufungswesens ein wertvolles Material.

In Breslau war im Januar 1895 der Privatdozent und Titularprofessor Gottstein gestorben, der an der dortigen Universität 23 Jahre lang ohne Gehalt und ohne die geringste staatliche Unterstützung die Otologie und Laryngologie vertreten hatte. Anfang Juni erhielt ich von dem Universitätsdezernenten Althoff die Nachricht, dass für den Nachfolger Gottsteins ein besoldetes Extraordinariat errichtet würde, und dass ich von der Fakultät als Nachfolger vorgeschlagen wäre; zur mündlichen Verhandlung möge ich nach Berlin kommen. Dort unterzog mich Althoff zunächst einem scharfen Verhöre, warum ich die mir 1889 angetragene Professur in Marburg ausgeschlagen hätte. Dann legte er mir die einzige Kritik meines Hirnbuches vor, die nicht durchweg günstig lautete. Sie stammte aus der Schule Schwartzes, und Althoff hatte sie wohl von Schwartze als Antwort auf eine Anfrage über meine Qualifikation erhalten. Nach dieser, offenbar auf Einschüchterung berechneten Einleitung nannte Althoff die Bedingungen für Breslau: ausser dem etatsmässigen

Gehalte sollte ich einen Staatszuschuss von jährlich 1500 Mark zur Einrichtung und Unterhaltung einer Klinik bekommen. Ich forderte hierfür weit mehr, erhielt aber nur noch die Aussicht auf eine einmalige Unterstützung von 5000 Mark zur Beschaffung des Inventars, aber nichts für die Miete der nötigen Räume, nichts für Assistenten, Schwestern, Diener und Wirtschaftspersonal. So lehnte ich denn ab, und die nach mir berufenen Professoren Siebenmann in Basel und Walb in Bonn taten desgleichen. Wie richtig das war, erhellt daraus, dass ein späterer, als Arzt und Forscher gleich tüchtiger Inhaber des Breslauer Lehrstuhls 10/11 seiner Gesamteinnahme für die Unterhaltung der Klinik opfern musste — ein krasses Beispiel, wie der Staat Preussen Universitätsprofessoren auszunutzen verstand. Aber der Höhepunkt dieser systematischen Ausnutzung wurde erreicht, als man dann Barth aus Marburg nach Breslau berief, ohne ihm mehr zu bieten, und den Marburger Lehrstuhl mit Ostmann besetzte, der sich bereit fand, die Stelle anzunehmen, obwohl man das von seinem Vorgänger Barth bezogene Gehalt wieder gestrichen hatte.

Wenige Wochen nach meiner Ablehnung des Breslauer Rufs starb der alte Professor Moos in Heidelberg. Wie wenig angesehen dort die Ohrenheilkunde war, zeigte sich alsbald darin, dass weder die Fakultät noch die Regierung sich beeilte, die Lücke im Lehrkörper auszufüllen; das Sommersemester und die grossen Herbstferien gingen vorüber, und das Wintersemester begann, ohne dass etwas von einer geplanten Neuberufung verlautete. Inzwischen war der Etat für die zwei nächsten Jahre festgestellt und dem Landtage vorgelegt worden, ohne dass man ein Gehalt für den Professor der Ohrenheilkunde und eine Summe für die Einrichtung einer Ohrenklinik darin aufgenommen hatte. Erst im Dezember trat man der Sache näher, die Fakultät schlug mich an erster Stelle vor, und am heiligen Abend erhielt ich die Anfrage aus dem badischen Ministerium, ob ich bereit sei, die Professur zu übernehmen. Ein Briefwechsel mit dem Ministerium überzeugte mich alsbald, dass man mir weder ein Gehalt noch eine Klinik bewilligen wollte. So meldete ich denn dem Universitätsreferenten, dass ich auf diesen Lehrstuhl verzichtete, weil die Annahme desselben ohne Gehalt und ohne Klinik das Ansehen des Fachs und seines Vertreters herabsetzen müsste.

Darauf wurde die Stelle mit dem Assistenten an der Ohrenklinik der Berliner Charité, Stabsarzt Passow, besetzt, der in otologischen Fachkreisen noch so gut wie unbekannt war. Er muss an Allerhöchster Stelle sehr gut empfohlen gewesen sein, denn ihm wurde vom Ministerium alles,

was man mir verweigert hatte, eine provisorische Klinik und Gehalt, sofort, wenn auch vorerst nur aus ausseretatsmässigen Mitteln, bewilligt.
Bald darauf (Pfingsten 1896), lernten wir ihn auf der Versammlung unserer
Deutschen Otologischen Gesellschaft in Nürnberg kennen. Fast ein Viertel-
jahrhundert später schrieb er mir einmal, dass er sich noch voll Dank-
barkeit jenes Abends in Nürnberg erinnere, an dem er nur von mir allein
freundlich begrüsst worden sei. Innerhalb weniger Jahre gelang es ihm,
sich alle Fachgenossen zu Freunden zu machen und die Ohrenheilkunde
in Heidelberg, wie später auch in Berlin, wissenschaftlich und praktisch
zu grossem Ansehen zu bringen.

War mir auch die Nachfolge von Moos auf dem Heidelberger Lehrstuhl entgangen, so fiel mir doch eine Erbschaft von ihm zu: die Redak-
tion der Zeitschrift für Ohrenheilkunde, die ich noch heute führe.

Sechs Monate nach Abschluss der Heidelberger Verhandlungen erhielt
ich einen Ruf nach Leipzig, wo der unbesoldete ausserordentliche Professor
der Otologie und Laryngologie, Moldenhauer, schon seit langer Zeit
durch hoffnungslose Erkrankung aus dem Lehramt ausgeschaltet war. Das
Angebot schien gut: eine genügend ausgestattete provisorische Klinik und
an Gehalt mehr als das Doppelte von dem, was ich damals in Rostock
bezog, wozu auch noch die Vorzüge der grossen Stadt und Universität
kamen. Aber wieder musste ich eine Enttäuschung erleben.

Während des langen Interregnums hatten sich nämlich geradezu
chaotische Zustände in dem Leipziger oto-laryngologischen Lehrbetriebe
entwickelt. In Vertretung von Moldenhauer hatte der Privatdozent
Heymann im Auftrage der Fakultät Otologie und Laryngologie gelehrt
und dabei das Krankenmaterial ausgenutzt, das ihm aus seinen eigenen
Verträgen mit einigen Krankenkassen zufloss. Statt nun Heymanns
Tätigkeit zu unterstützen, hatte die Fakultät es zugelassen, dass der
ordentliche Professor Albin Hoffmann in seiner medizinischen Poliklinik
eine besondere, wohl dotierte Abteilung für Otologie und Laryngologie
einrichtete und mit der Leitung derselben einen seiner Assistenten,
Friedrich, beauftragte, der sogleich mit der Venia legendi für diese
Fächer ausgestattet wurde. Der neu zu berufende Fachprofessor hatte
also kein Unterrichtsmaterial, und die Aussicht, dass es mir in der Stellung
ausserhalb der engeren Fakultät gelingen könnte, die Bahn für die Entfaltung einer segensreichen Lehrtätigkeit frei zu machen, war sehr gering.
Es bestand ganz genau dasselbe Verhältnis auch für die Dermatologie;

der kurz vor mir berufene Fachmann Professor Riehl hatte gegen eine
Konkurrenzabteilung für Dermatologie in der medizinischen Poliklinik zu
kämpfen und litt darunter in jeder Hinsicht schwer, besonders weil ihm
die medizinische Poliklinik das zum Unterricht nötige Krankenmaterial
trotz seines lebhaften Protestes dauernd vorenthielt.

Die Fakultät hätte die während eines Interregnums zulässig gewesenen
Nebenabteilungen der medizinischen Poliklinik mit der Berufung der Fach-
professoren beseitigen müssen, aber sie scheute sich offenbar, einem ihrer
Mitglieder ein einmal eingeräumtes Recht wieder zu nehmen. Der Friede
innerhalb der Fakultät gilt ja bei manchen Ordinarien mehr als das
sachliche und persönliche Interesse eines Extraordinarius. Auch hielten
es damals noch viele Ordinarien für nötig, die sogenannten Nebenfächer
zurückzuhalten und deren Vertreter unter ihre Aufsicht zu stellen, obwohl
sie von der Sache selber nichts verstanden. Unter anderen hat damals
besonders der Münchener innere Kliniker von Ziemssen solchen imperia-
listischen Bestrebungen der sogenannten Hauptfächer das ˙Wort geredet.

Mochte die Fakultät darüber denken wie sie wollte, so hätte doch
der Dekan bei den Verhandlungen mit mir ehrlich verfahren müssen.
Aber das geschah nicht. Er vereinbarte mit mir brieflich unter dem Siegel
der Verschwiegenheit eine Zusammenkunft in Berlin und verlangte dort,
ich sollte mich über Annahme oder Nichtannahme eines eventuell an mich
ergehenden Rufes bindend entscheiden, ohne mich vorher in Leipzig
selbständig über die Verhältnisse zu orientieren; die Absicht der Fakultät,
mich vorzuschlagen, dürfte bis zu meiner Entscheidung nicht bekannt
werden, und er selbst wollte mir alle Verhältnisse, die für mich wichtig
sein könnten, mitteilen. Ausdrücklich bezeichnete er den Privatdozenten
Heymann als meinen einzigen Konkurrenten an der Universität und
verschwieg mir die Existenz des wohlorganisierten Konkurrenzinstitutes!
Erst nachdem ich in einer mündlichen Verhandlung mit dem Universitätsreferenten im Dresdener Ministerium, Geheimrat Wäntig, den Ruf angenommen hatte, erfuhr ich zufällig davon. So erregt ich auch über den
Dekan war, glaubte ich doch, an meine Zusage gebunden zu sein, wenn
es mir gelänge, Hoffmann zum Aufgeben seiner Konkurrenzpoliklinik
zu bewegen. Ich tat das auf den Rat des Chirurgen Trendelenburg,
und es wurde mir von Hoffmann bewilligt. Als ich aber mit Hoffmann
zum Dekan kam, um ihm die Wegräumung des Hindernisses anzuzeigen,
empfing er mich mit unberechtigten Vorwürfen und beleidigenden Bemer-
kungen statt mit Entschuldigungen, so dass ich die Unmöglichkeit einsah,
in einer Stellung ausserhalb der Fakultät bei der feindlichen Gesinnung
dieses sehr mächtigen Mannes eine befriedigende Wirksamkeit zu entfalten,

und die Rücknahme meiner Zusage dem Ministerium anzeigte. Immerhin hatte ich dem nach mir berufenen Professor Barth das Konkurrenzinstitut aus dem Wege geräumt.

Der Lohn für mein Verbleiben in Rostock blieb nicht lange aus.

Die erste deutsche Universitätsklinik für Ohren-, Nasen- und Kehlkopfkranke.

Das Ansehen, das mir die drei Berufungen an grössere Universitäten beim Ministerium verschafft hatten, gab mir die Möglichkeit, den Bau einer besonderen Klinik für meine Fächer durchzusetzen, ohne dass ich ihn als Lohn für mein Verbleiben in Rostock gefordert hatte. Freilich bestanden bei der obersten Behörde Bedenken, ob es richtig wäre, dass die kleinste deutsche Universität hierin den grösseren und grössten vorbildlich voranginge, denn damals hatten die meisten deutschen Universitäten nur Polikliniken für Ohren- und für Kehlkopfkranke, und wo Kliniken vorhanden waren, befanden sie sich in Mietshäusern oder in Nebenräumen anderer Kliniken. Darum legte das Ministerium der Fakultät die Frage vor, ob mein Wunsch erfüllt werden müsste, worauf die Fakultät lakonisch antwortete, hierüber müsste mein, des Fachmannes, Urteil entscheiden. Damit hatte ich das Spiel gewonnen.

Die Aufgabe, hier etwas dauernd Gutes zu schaffen, war nicht leicht, da als Vorbild nur die Basanowasche Ohrenklinik in Moskau in Betracht kommen konnte. Als ich aber Pläne und Beschreibung derselben studierte, fand ich, dass sie ganz auf die von ihrem Leiter Stanislaus von Stein gepflegte besondere Forschungsrichtung zugeschnitten und also für andere unbrauchbar war. Darum suchte ich mir Brauchbares stückweise zusammen, wo ich es fand, und besuchte mit dem Baumeister die neuesten deutschen chirurgischen Kliniken und sonstige neue Krankenhäuser. Neben einer zweckmässigen Raumverteilung lag mir besonders daran, den Bau so zu gestalten, dass alle Räume, ja alle Ecken und Winkel, dem vollen Tageslichte zugänglich würden, und dass spätere Erweiterungen durch Auf- und Nebenbauten ohne Betriebsstörung möglich wären. Auch wurde ohne nennenswerte Verteuerung dafür gesorgt, dass die Klinik aussen und innen kein spital- oder kasernenmässiges Aussehen bekam, sondern eher dem sehr geräumigen Wohnhause eines Wohlhabenden glich [1]).

---

[1]) Baupläne und Beschreibung der Klinik finden sich in der Zeitschrift für Ohrenheilkunde, Bd. 36. In späteren Jahren wurden im Dachgeschoss noch zwei Krankenzimmer eingebaut, eine Isolierabteilung in einem Nebengebäude geschaffen und die Zahl der Betten auf 52 gebracht.

Für Ventilation, Heizung und Beleuchtung wurde auf das beste gesorgt und bei der Anschaffung des Inventars ohne Rücksicht auf die Kosten nur das schönste und dauerhafteste gewählt. Sieben von den Krankenzimmern, ein Sprechzimmer und ein Wartezimmer blieben für meine Privatpraxis reserviert; damit hatte mir der Staat alle Geld- und Verwaltungssorgen für eine eigene Privatklinik abgenommen. Auch wurden der Klinik reichliche Gelder für Instrumente, Bücher und Lehrmittel, sowie für die Aufnahme unbemittelter Kranken zur Verfügung gestellt.

Die Eröffnung der Klinik geschah am 20. Oktober 1899 und gestaltete sich zu einem Festtage für die ganze Universität, der mit einem opulenten Mahle schloss. Vom Ministerium, das sich der Sache warm angenommen hatte, erschien bei der Feier niemand, damit, wie mir der Universitätsdezernent Mühlenbruch sagte, ich die erste Rolle spielen könnte. Das war ebenso ehrenvoll für mich, wie bequem für den Dezernenten, der sehr menschenscheu war und öffentliches Auftreten gern vermied.

Kaum war die Klinik in Betrieb, da strömten zahlreiche Besucher heran: die Fürstlichkeiten des Landes, Regierungs- und Stadtbaumeister, die Krankenhäuser bauen sollten, später auch Kollegen von anderen Universitäten, denen eine Klinik bewilligt worden war, mit ihren Baumeistern, und von Anfang an akademische und nicht-akademische Ohren- und Kehlkopfärzte aus dem In- und Auslande. In dem Besucherbuche der Klinik finde ich von 1899 bis zum Ausbruch des Weltkrieges 329 Ärzte eingezeichnet, nämlich 206 aus Deutschland, 15 aus Österreich und der Schweiz, 30 aus den skandinavischen Ländern, 9 aus Holland, 15 aus Russland; 3 aus Frankreich. 5 aus England, 1 aus Italien, 23 aus Japan und 24 aus Nord- und Süd-Amerika. Manche dieser Besucher verweilten wochen- und monatelang in Rostock, um sich an den Arbeiten der Klinik zu beteiligen, einige wiederholten ihren Besuch mehrmals, und nicht wenige brachten neue Anregungen mit.

Was konnten nun diese Kollegen in meiner Klinik Besonderes lernen? Viele erwarteten, dass ich spezialistische Kurse für in- und ausländische Ärzte einrichten würde, wie sie in Berlin und namentlich in Wien üblich waren; doch hätte ich damit einen grossen Teil des Krankenmaterials den Assistenten und Studenten entzogen, deren Ausbildung meine Hauptaufgabe war. Nun aber wies die neue, mit allen modernen Einrichtungen versehene Klinik auf eine damals noch ungelöste Aufgabe hin, der ohne solche Nachteile genügt werden konnte, nämlich auf die zielbewusste Ein- und Durchführung der aseptischen Methode in Otologie, Rhinologie und Laryngologie.

Bei den kümmerlichen Einrichtungen, mit denen sich damals die meisten
Lehrer der Ohrenheilkunde abfinden mussten, war man vielfach gezwungen,
alle Operationen in der verseuchten Poliklinik oder in einem überfüllten
Krankenzimmer vorzunehmen, wie ich es z. B. in Berlin bzw. Wien gesehen
hatte, und manche Fachgenossen glaubten noch, dass jedes Streben nach
Asepsis zwecklos wäre, wo wir in nicht sterilisierbaren Gebieten arbeiten
müssten, oder wo wir es von vornherein mit eitrigen Krankheiten zu tun
hätten. Fast überall waren Instrumente in Gebrauch, die das Kochen nicht
vertrugen, wie die aus Hartgummi gefertigten Spritzen, Ohrtrichter und
Tubenkatheter und die Kehlkopfspiegel mit Zinn-Amalgambelag, und Verbände, die es den Kranken unmöglich gemacht hätten, mit ihrem Ohreiter
Kopfkissen, Haare, Finger und alle Gebrauchsgegenstände zu beschmutzen,
wurden fast nur nach eingreifenden Operationen, nicht aber bei jeder starken
Ohreiterung angewendet. In der systematischen Ausschaltung solcher Missstände konnte nun der Betrieb der neuen Klinik vorbildlich werden. Meine
Bestrebungen, die aseptischen Methoden den Bedürfnissen der Otologie,
Rhinologie und Laryngologie anzupassen, erregten denn auch die ganze
Aufmerksamkeit vieler der mich besuchenden Fachgenossen und fanden
schnell Nachahmung. Mein einfacher Ohrverband, bei dem ich auf die
vorher übliche ganz überflüssige und den Kranken unbequeme Mitein-
wickelung des Unterkiefers verzichtete, ist jetzt in der ganzen Welt im
Gebrauch.

Ablehnung eines Rufes nach Strassburg. Das erste deutsche Ordinariat für Otologie, Rhinologie und Laryngologie.

Die medizinische Fakultät soll das ganze Gebiet der Heilkunde re-
präsentieren. Darum muss jedes anerkannte medizinische Fach in ihr
vertreten sein. Leider ist das immer noch nicht überall anerkannt und
durchgeführt. Bis 1901 gab es an keiner deutschen Universität ein
Ordinariat für Otologie, sondern nur Extraordinariate; doch hatte man
einzelnen ausserordentlichen Professoren den Titel und Rang eines Ordinarius honorarius verliehen, nämlich S c h w a r t z e in Halle 1896, mir 1897,
nachdem ich den Ruf nach Leipzig abgelehnt hatte, und L u c a e in Berlin
1899. Damit war aber weder uns Professoren, noch unserem Fache gedient,
denn dem Ordinarius honorarius waren Sitz und Stimme in der Fakultät
ebenso versagt wie dem Extraordinarius, und die Fakultäten entschieden
ohne Sachkenntnis und ohne uns zu befragen über die vitalen Interessen
unserer Fächer, wie z. B über Lehrpläne, Prüfungen, Dissertationen und
Habilitationen, ja sie hielten es für ihr Recht, die Sporteln für die Doktor-

promotionen ganz einzustecken, wenn wir die Dissertationen hatten aus-
arbeiten lassen.

Wer nicht tief in das Getriebe der Universitäten geblickt hat,
wird solche Zustände kaum begreiflich finden, aber die Fakultäten sind
Interessengemeinschaften wie die alten Zünfte und wehren sich, wie
es diese einst getan haben, auch oft heute noch nach Kräften gegen
das Eindringen weiterer Genossen. So hatten bekanntlich die pathologische Anatomie und die Augenheilkunde lange und schwer kämpfen
müssen, bis sie in die Fakultät zugelassen wurden, und es ist ein Satyr-
spiel, dass später gerade pathologische Anatomen und Ophthalmologen
am meisten gegen die Zulassung von Otologen in die Fakultäten
kämpften. „Wer zuletzt ins Haus gekommen ist, hält die Türe zu“, hat
mir einmal unser Universitätsdezernent Mühlenbruch mit Bezug hierauf
gesagt.

Wenn der leidige Geldpunkt nicht wäre, hätten hier die Ministerien
schon früh für Recht und Ordnung gesorgt; aber das Gehalt des Ordinarius
ist höher als das des Extraordinarius, und die Furcht, mit Geldforderungen
vor den Landtag zu treten, ist gross; wenn gar ein Bundesstaat 2, 3 oder
9 Universitäten hat, die doch gleich behandelt werden wollen, steigern
sich die Bedenken der Finanzminister. Aber in Mecklenburg war nur
eine Universität, und der Landesherr, der sie im wesentlichen aus seiner
Tasche unterhielt, konnte dafür soviel Geld ausgeben wie er wollte, ein
Vorteil der sonst so berüchtigten Verfassungslosigkeit, der mir zugute
kommen konnte. Diese günstige Lage machte es mir zur Pflicht, das
Ordinariat bei nächster Gelegenheit zu fordern und für mein Fach zu
erkämpfen.

Leider war es der Tod meines treuen Lehrers und Freundes Abraham
Kuhn, der solchen Wünschen und Hoffnungen Erfüllung brachte. Kuhn
starb im September 1900, und auf Antrag der Strassburger medizinischen
Fakultät bot mir das Ministerium der Reichslande am 11. Februar 1901
das erledigte Extraordinariat an. Ich benutzte diesen Ruf, um das Ordinariat in Rostock zu fordern. Das mecklenburgische Ministerium zeigte
sich sogleich meinem Wunsche geneigt, und nachdem die Fakultät auf
die Frage, ob meiner eventuellen Beförderung zum Ordinarius sachliche
oder persönliche Bedenken entgegenständen, mit „nein“ geantwortet hatte,
wurde mir, aber nicht der Fakultät, streng vertraulich mitgeteilt, dass ich
am 1. Juli zum Ordinarius befördert werden sollte, worauf ich den Ruf
nach Strassburg ablehnte.

Meine Ernennung kam aber viel früher, als mir versprochen war, und geschah in ungewöhnlicher Weise. Damals war Herzog Johann Albrecht in Vertretung des noch minderjährigen Thronerben Regent in Mecklenburg-Schwerin. Eines Tages liess er mich „zum Frühstück" im Schweriner Schlosse auf den 24. März (1901) einladen. Da ich meine Beförderung erst zum Juli erwartete, dachte ich gar nicht daran, dass diese Einladung grosse Bedeutung für mich haben könnte. Ich wusste aber, dass am gleichen Tage Rektor und Dekane dem Herzog die Diplome als Ehrendoktor der vier Fakultäten wegen seiner Verdienste um die Universität überreichen sollten. Am Bahnhof war ich erstaunt, den Rektor und die Dekane nicht zu finden; sie waren mit einem früheren Zuge gefahren, um in Schwerin in Ruhe den Rock mit dem feierlichen Talar vertauschen zu können. Dass auch ich bei der Audienz erscheinen sollte, ahnten sie nicht. Als ich im Schlosse eintraf, wurde ich am Portale von einem Adjutanten erwartet, der sich entschuldigte, mich auf eine Viertelstunde später bestellt zu haben als die anderen Herren, und mich eiligst, immer drei Treppenstufen auf einmal nehmend, in den Audienzsaal führte. Da stand nun der Herzog mit dem ganzen Hofstaat und dem Ministerium, und ihm gegenüber harrten in grosser Spannung Rektor und Dekane, die nicht begriffen, warum auf mich gewartet wurde. Der Herzog begrüsste mich lebhaft, entschuldigte den Irrtum des Adjutanten, wendete sich dann zum Rektor und den Dekanen und verkündete, als Zeichen des Dankes für seine Ehrenpromotionen habe er der Universität ein neues Ordinariat gestiftet und mir verliehen. Nachdem ich gedankt hatte, kam der Rektor zu Worte, war aber so erregt, dass er in seiner Ansprache stecken blieb und nur stockend den Dank der Universität für das neue Ordinariat aussprechen konnte. Seine Aufregung war begreiflich, denn er hatte erwartet, zuerst zu reden und dann den Dank des Herzogs für die Promotionen zu empfangen; statt dessen war er zuletzt zum Wort gekommen, und musste danken statt Dank entgegenzunehmen.

Die Freude der Fachgenossen über die Errichtung des ersten Ordinariates war gross, und ich erhielt von nah und fern manchen herzlichen Glückwunsch, denn nun war das Eis gebrochen, und weitere Ordinariate im Fache nach dem Vorgange der kleinsten deutschen Universität unausbleiblich. Auf Antrag von Zaufal beschloss die Deutsche Otologische Gesellschaft auf ihrer Tagung in Breslau einstimmig, dem Herzog eine Dankadresse für die Errichtung des ersten otologischen Ordinariates überreichen zu lassen. Die Überreichung geschah am 8. September 1901 durch A. Hartmann und mich im Schlosse zu Wiligrad.

Die Otologie und Laryngologie in der ärztlichen Prüfung.

Seitdem sich die Ohrenheilkunde zu einem selbständigen Fache entwickelt hatte, kämpften ihre Vertreter dafür, dass alle Mediziner gezwungen würden, sich otiatrische Kenntnisse zu erwerben, damit sie imstande wären, Ohrenkrankheiten richtig zu bewerten, und, wo kein Spezialist zu erreichen ist, wenigstens einen Teil der Ohrenkranken von Schmerzen und von Gefahren für das Gehör und das Leben befreien könnten. An diesem Kampfe der Wissenschaft und Humanität gegen Fakultäten und Ministerien, den unser Altmeister Anton von Tröltsch 1878 eröffnet hatte, habe auch ich mich eifrig beteiligt und dabei die schuldigen Körperschaften nicht geschont: zuerst 1896 in einem als Manuskript gedruckten und den Ministerien und Fakultäten überreichten „Gutachten über die Notwendigkeit einer Prüfung der Ohrenheilkunde im ärztlichen Staatsexamen" und etwas später in der Einleitung zu der schon auf S. 92 angeführten Schrift des Juristen Oppenheim über „fahrlässige Behandlung und fahrlässige Begutachtung von Ohrenkranken" (Wiesbaden, Verlag von J. F. Bergmann).

Die Prüfungsordnung vom 28. Mai 1901 ist dem Bedürfnis insofern einen Schritt entgegengekommen, als sie von den Studierenden den Nachweis der Teilnahme an dem otologischen und laryngologischen Unterrichte fordert, aber die Prüfung in beiden Fächern nicht wie bei der Augenheilkunde dem Fachmann, sondern den Examinatoren in Chirurgie oder innerer Medizin zuweist, die fast ausnahmslos von Ohrenheilkunde gar nichts verstehen und nicht einmal Ohrenkranke für das Examen zur Verfügung haben. Eine solche Bestimmung setzt das Ansehen der Ohrenheilkunde bei den zukünftigen Ärzten herab und schädigt damit die Kranken; auch zwingt sie die Examinatoren zum Nichtbeachten der Bestimmung oder zu einem unwürdigen Scheintreiben.

Darum habe ich meinen Sitz in der Fakultät alsbald dazu benutzt, die Prüfung in Otologie und Laryngologie in die Hand zu bekommen. Es gelang mir leicht, da dem Chirurgen wie auch dem inneren Kliniker jedes Scheintreiben zuwider war. Auf Antrag der Fakultät wurde ich 1903 vom Ministerium als erster (und lange Zeit einziger) unter meinen Fachgenossen zum Mitglied der Prüfungskommission ernannt und erhielt den Auftrag, als zweiter Examinator für innere Medizin tätig zu sein und dabei zugleich Otologie und Laryngologie zu prüfen. Mein wissenschaftlicher und praktischer Bildungsgang hatte mich befähigt, die Prüfung in der inneren Medizin neben der in Otologie und Laryngologie nicht zu kurz kommen zu lassen. Für die Zeit meines ersten Dekanats (1904/5) wurde mir der Vorsitz in der Prüfungskommission übertragen.

Nachtrag bei der Korrektur. 1920 wurde endlich eine besondere
Prüfung in der Oto-, Rhino- und Laryngologie durch den Fachvertreter
eingeführt.

Berliner Berufungsverhandlungen.

Seitdem ich nach Ablehnung mehrerer Berufungen die erste Klinik
und das erste Ordinariat für mein Fach errungen hatte, hoffte ich mit
den Meinen, dass uns nun weitere aufregende Berufungsverhandlungen
erspart sein würden. Wir fühlten uns in Rostock wohl, und ich wurde
von allen akademischen Fachgenossen um meine Stellung in der Fakultät
und um meine schöne Klinik beneidet. Nach einer grösseren Universität
sehnte ich mich nicht, denn das grossstädtische Getriebe, in dem der Professor nur gar zu leicht seinen eigentlichen Aufgaben entfremdet wird,
zog mich nicht an, und auch ein grösserer Schülerkreis war mir nicht
erwünscht, weil in meinen Fächern nur der Einzelunterricht kleiner Gruppen
erfolgreich und erfreulich sein kann.

Doch nur zu bald wurde ich aus meiner beschaulichen Ruhe auf-
gestört, als in Berlin eine Vakanz eintrat. Dort bestanden damals, d. h.
um die Jahrhundertwende, zwei Ohrenkliniken; die eine, der chirurgischen
Universitätsklinik in der Ziegelstrasse angegliedert, leitete der besoldete
Honorarordinarius August Lucae, die andere, im Charité-Krankenhause,
gehörte zu den militärärztlichen Bildungsanstalten und stand unter dem
unbesoldeten Extraordinarius Generalarzt Trautmann. Dieser starb am
4. Mai 1902. Wenige Wochen darauf erhielt ich die vertrauliche Mitteilung,
dass die Berliner Fakultät mich als Nachfolger Trautmanns an erster
Stelle, vor vier anderen Kandidaten, vorgeschlagen hätte. Diese Nachricht
war, wie ich erst später aus ganz zuverlässiger Quelle erfahren habe, insofern unvollständig, als die Fakultät bei meiner Nennung hinzugefügt
hatte, dass sie die Errichtung eines Ordinariates für Ohrenheilkunde in
Berlin nicht wünschte, und dass ich auf ein solches verzichten und mich
mit einem Extraordinariat oder Honorarordinariat begnügen, also auf der
akademischen Leiter eine Stufe herabsteigen sollte, wenn ich Professor in
der Reichshauptstadt werden wollte!

Doch wie staunte ich, als der Ministerialdirektor Althoff wegen der
Neubesetzung des Trautmannschen Lehrstuhls schriftlich meinen Rat
erbat, dabei aber verschwieg, dass ich selbst an erster Stelle vorgeschlagen
war, und mir nur die Fachgenossen nannte, welche die Fakultät für den
Fall meiner Ablehnung empfohlen hatte!

Um die berüchtigte Althoffsche Art, Berufungsverhandlungen zu führen, recht anschaulich zu machen, schalte ich die Korrespondenz und die mündliche Verhandlung mit diesem genialen, aber rücksichtslosen Organisator wörtlich ein. Anreden und Schlussformeln lasse ich dabei weg.

Berlin, den 18. Juni 1902.

A. an K.

„Es wird Ihnen bekannt sein, dass hier die Stelle des verstorbenen Professors T r a u t m a n n, der auch der Arzt Seiner Majestät des Kaisers war, zu besetzen ist. Die Fakultät hat dafür, von der Voraussetzung ausgehend, dass dieselbe wiederum mit einem Extraordinarius besetzt werden soll — was aber noch nicht feststeht — in Vorschlag gebracht:

1. den Privatdozenten Dr. J a n s e n, hier,
2. den Professor Dr. K ü m m e l in Breslau,
3. den Privatdozenten Dr. J a c o b s o h n, hier,
4. den Professor Dr. P a s s o w in Heidelberg.

Es wäre mir sehr erwünscht, wenn Sie mir Ihre Ansicht über diese Vorschläge mitteilen, und zugleich auch angeben wollten, wen Sie — auch abgesehen von diesen Vorschlägen — für am empfehlenswertesten halten.“

Es ist leicht zu erkennen, warum A l t h o f f verschwieg, dass ich selbst an erster Stelle vorgeschlagen war, und mich zu weiteren Vorschlägen aufforderte. Er wollte mich dazu bringen, dass ich mich selber als Extraordinarius anböte und es ihm dadurch möglich machte, den Willen der Fakultät, der wohl auch dem Wunsche des Finanzministers entsprach, zu erfüllen. Als ein hierzu besonders dienliches Lockmittel erschien ihm wohl der Hinweis auf die Möglichkeit, dass der Kaiser, der bekanntlich an einer chronischen Ohreiterung litt, den Berufenen zu seinem Arzte machen würde. Gerade das lockte mich aber gar nicht, denn, gewohnt in ärztlichen Dingen keine unsachlichen Rücksichten zu nehmen, glaubte ich, mit einem so temperamentvollen Herrscher auf die Dauer nicht auskommen zu können. Ich antwortete A l t h o f f:

Rostock, 19. VI. 1902.

„Aus dem Schreiben, welches Ew. Hochwohlgeboren an mich zu richten die Güte hatten, ersehe ich mit Bedauern, dass die Hoffnung der akademischen Vertreter der Ohrenheilkunde auf die baldige Errichtung eines Ordinariates für dieses Fach in Berlin wohl vergeblich gewesen ist.

Bezüglich der Fakultätsvorschläge für ein Extraordinariat beantworte ich Ihre Anfrage im folgenden. (Die Wiedergabe dieses ausführlichen Gutachtens würde heute kein Interesse mehr bieten.)

Sonst weiss ich niemand, der für eine ausserordentliche Professur für Ohrenheilkunde in Berlin geeignet wäre. In der Otologie ist der akademische Nachwuchs leider ebenso spärlich wie in der Dermatologie, da die meisten guten Kräfte sich solchen Fächern zuwenden, in denen ein Ordinariat erreichbar erscheint."

Berlin, 21. VI. 1902.

A. an K.

„Indem ich Ihnen für Ihre sehr schätzenswerte Mitteilung vom 19. d. M. verbindlichst danke, erwidere ich ergebenst, dass es durchaus noch nicht entschieden ist, ob hier nicht eine ordentliche Professur oder wenigstens eine ordentliche Honorarprofessur für Ohrenheilkunde zu errichten sein wird. Deshalb möchte ich Sie ergebenst bitten, mir noch gefälligst mitzuteilen, wen Sie im Falle der Errichtung einer solchen für die Stelle vorschlagen würden."

Rostock, 24. VI. 1902.

K. an A.

„Ew. Hochwohlgeboren danke ich sehr für die erfreuliche Mitteilung, dass die Errichtung eines Ordinariats für Ohrenheilkunde in Berlin vielleicht noch zustande kommt, bin aber nicht in der Lage, Vorschläge für die Besetzung eines solchen zu machen, da ich glaube, dafür selbst in Betracht kommen zu können."

Berlin, 26. VI. 1902.

A. an K.

„Besten Dank für Ihre werte Mitteilung vom 24. d. M. Dass im Falle der Begründung einer ordentlichen Professur oder einer ordentlichen Honorarprofessur Sie in erster Reihe in Betracht kämen, war mir von vornherein nicht zweifelhaft. Ich wünschte nur zu wissen, wen Sie in diesem Falle in zweiter und dritter Linie empfehlen würden. Vielleicht haben Sie die Güte, mir das mitzuteilen. Noch besser freilich wäre es, wenn Sie mir Gelegenheit zu einer mündlichen Besprechung gäben und mich zu diesem Zwecke — je eher je lieber — mit Ihrem Besuche beehren wollten."

Ich folgte Althoffs Aufforderung zur mündlichen Verhandlung schon nicht mehr in der Erwartung, als Ordinarius nach Berlin berufen zu werden, sondern nur noch in der Hoffnung, dafür wirken zu können, dass ein tüchtiger Mann, der wissenschaftlich hochstand und nach seiner ganzen Persönlichkeit in die schwierigen Berliner und noch schwierigeren Charitéverhältnisse passte, gewählt würde. Wollte ich aber das erreichen, so durfte ich keinen Ärger über die Geringschätzung meines Faches durch die Fakultät und über die Hinterhältigkeit Althoffs merken lassen. Die Besprechung fand am 28. Juni statt und verlief in lapidaren Sätzen. Ich habe sie noch am selben Tage aufgeschrieben und glaube, dass dies fast wörtlich genau geschehen ist.

A.: Warum sind Sie nicht nach Breslau gegangen? Sie haben sich damit geschadet.

K.: Im Gegenteil. Wenn ich hingegangen wäre, wäre ich jetzt nicht Ordinarius.

A.: Ich weiss nicht, warum die Herren einen solchen Wert auf das Ordinariat legen, das bringt doch viele Lasten.

K.: Für einen Lehrer, der sein Fach hochhält, ist es unerträglich, auf die Dauer ausserhalb der Fakultät zu stehen und ruhig zusehen zu müssen, wenn die Fakultät, ohne ihn zu fragen, über die Lebensinteressen seines Faches entscheidet, von denen sie nichts versteht.

A.: Wenn Sie nun nicht Ordinarius geworden wären?

K.: Dann hätte ich mich wohl über kurz oder lang wieder in die grossstädtische Praxis zurückgezogen.

A.: Es handelt sich um das Trautmannsche Extraordinariat. Wenn einmal die andere Stelle, die von Lucae, frei wird, könnte man an ein Ordinariat denken oder an ein Honorarordinariat.

K.: Das Honorarordinariat hat keinen anderen Wert als das Extraordinariat. Ich habe das an mir selbst erfahren.

A.: Sie würden also ein Honorarordinariat nicht wollen?

K.: Nein.

A.: Wen würden Sie denn für ein Ordinariat empfehlen?

K.: Ausser dem einzigen vorhandenen Ordinarius —

A.: Ja, ich meine eben hinter Ihnen, an zweiter und dritter Stelle.

Ich nannte nun die mir geeignet erscheinenden Leute, und Althoff fragte noch nach anderen. Es entwickelte sich über jeden einzelnen eine sehr lebhafte Aussprache, die von mir so geführt wurde, als ob ich selbst gar nicht in Betracht käme. Althoffs Zwischenfragen zeigten mir, dass er über jeden der Besprochenen gut Bescheid wusste. Ich hatte dabei Gelegenheit, seine missgünstige Ansicht über den nach meiner Meinung geeignetsten Kandidaten zu bekämpfen, und als ich von diesem sagte, dass er besonders gut in die Berliner Verhältnisse passe, wollte Althoff wissen warum. Das liesse sich besser fühlen als erklären, war meine Antwort.

A.: Ein Honorarordinariat genügt Ihnen also nicht?

K.: Nein. Ich kann mein Ordinariat nur mit einem Ordinariate vertauschen und das auch nur dann, wenn ich die Gewissheit erlangt habe, dass das Rostocker Ordinariat nach meinem Weggange erhalten bleibt. Es muss unter allen Umständen erhalten bleiben. In Berlin kommt das Ordinariat sicher, auch wenn ich in Rostock bleibe, aber in Rostock würde es, einmal aufgegeben, schwerlich wieder errichtet werden.

Damit war das Gespräch zu Ende. Althoff verhandelte darauf mit meinen Freunden Kümmel und Passow, die bei ihm einen leichteren Stand hatten als ich, weil ich sie von meinem Gespräch mit dem Gewaltigen unterrichtet hatte, und forderte dann noch einmal mein Urteil über einen neuen, von militärischer Seite vorgeschobenen, ganz ungeeigneten Kandidaten. Schliesslich wurde Passow als Extraordinarius berufen, hat es aber bald durchgesetzt, dass seine Stelle zum Ordinariate erhoben wurde. Die engherzige und kurzsichtige Fakultät musste sich darein fügen. Passow hat sich in jeder Beziehung als der richtige Mann für den bedeutendsten deutschen Lehrstuhl der Ohrenheilkunde und für die schwierige Stellung in der Charité und beim Kaiser erwiesen.

Offenbar um unserer Besprechung den Charakter einer Berufungsverhandlung zu nehmen, schickte mir Althoff für meine „freundlichen und sachkundigen Ratschläge" eine anständige Reisekostenentschädigung.

Ich hatte es für unzulässig gehalten, die Berliner Verhandlungen auszunutzen, um in Rostock weitere Vorteile für mich herauszuschlagen, da ich hier durch das erste Ordinariat und die erste selbständige Klinik schon mehr hatte als meine Fachgenossen an allen anderen deutschen Universitäten. Das mecklenburgische Ministerium hat die Sache durch Althoff erfahren und dem Grossherzog mitgeteilt. Dieser dankte mir an seinem nächsten Geburtstage für das Verbleiben in Rostock durch die Verleihung des Ritterkreuzes des wendischen Kronenordens.

Mein erstes Dekanat.

Am 1. Juli 1904 wurde ich Dekan. Wenn auch diese Stellung nicht durch Wahl, sondern der Reihe nach erlangt wird und daher keine Auszeichnung ist, hatte sie für mich doch eine höhere Bedeutung, weil ich der erste Otologe war, dem ein solches Amt zuteil werden konnte. Als Dekan habe ich mich nach Kräften bemüht, die Lehrtätigkeit der Fakultät zu erweitern, indem ich die Förderung des dermatologischen Unterrichts und die Heranziehung eines Fachvertreters für Kinderheilkunde eifrig und erfolgreich betrieb. Auch habe ich es durchgesetzt, dass dem bewährten Geschichtsforscher der Medizin, Sudhoff, der damals noch praktischer Arzt in Hochdahl war, ein Lehrstuhl in Rostock angeboten wurde; er folgte aber einem gleichzeitig an ihn ergangenen Rufe nach Leipzig, wo ihm weit mehr geboten wurde, als in Rostock möglich war.

Einen einzigartigen Glanz gewann mein Dekanat durch die Einzugsfeierlichkeiten des jung vermählten Grossherzoglichen Paares in Schwerin und in Rostock, zu denen Rektor und Dekane Einladungen erhalten hatten. Drei herrliche Festtage in Schwerin und in seinem wunderbaren Inselschlosse mit Prunkmahl, Festkonzert, Festvorstellung im Theater, historischem Festzug und grosser Defilierkur von 800 Herren und Damen in glanzvollem Aufputz liessen eine märchenhafte Pracht schauen. Ausser den mecklenburgischen hohen Herrschaften bewegten sich in der bunten Menge die Königin von Holland, der deutsche Kronprinz, der Grossherzog von Oldenburg und der Prinz Christian von Dänemark.

Auch die Festlichkeiten in Rostock verliefen glänzend. Das hohe Paar besuchte unter anderem die Ohrenklinik. Der Grossherzog lud Rektor und Dekane zu einem Diner, die Stadt dieselben zu einem Frühstück. Der Glanzpunkt für uns war eine abendliche Dampferfahrt über Warnemünde in See mit festlicher Beleuchtung der Warnowufer und der Stadt bei der Rückkehr.

Eine Berufung nach Frankfurt a. M.

In meiner Heimatstadt, in welcher schon über ein Jahrhundert lang ein reges wissenschaftliches Streben in den Naturwissenschaften und der Heilkunde durch die Senckenbergischen Stiftungen geherrscht und, namentlich durch Weigert, Ehrlich und Edinger, einen neuen Aufschwung genommen und eine breitere Basis gewonnen hatte, dachte man an die Gründung einer Akademie für praktische Medizin, und immer mehr drang der Gedanke durch, über dieses Ziel hinauszugehen und eine Universität zu errichten, da sich auch in den Geisteswissenschaften freie Lehranstalten entwickelt hatten und an Leistungen mit dem Senckenbergianum zu wetteifern suchten. Dem städtischen Krankenhause sollten nun Kliniken für die sogenannten Spezialfächer angegliedert werden, und man suchte für diese nach Direktoren, die, wenn die Gründung einer Universität gelang, den akademischen Lehraufgaben gewachsen wären. Im Mai 1907 wurde mir die Direktion der neu zu bauenden Ohrenklinik angeboten. Dieser Ruf hatte viel Verlockendes für mich, da meine Liebe zur Vaterstadt nicht erloschen war, und ich dort noch Verwandte und viele Freunde hatte.

Nach längeren Verhandlungen habe ich auf das Angebot verzichtet, weil es nicht sicher war, ob im Falle der Universitätsgründung ein Ordinariat für Otologie errichtet würde, aber auch weil man ohne Notwendigkeit die Rhinologie und Laryngologie von der Otologie trennen wollte und schon einem dort ansässigen Rhino-Laryngologen bindende Versprechungen gemacht hatte.

Es würde hier zu weit führen, wenn ich die Gründe für meine Überzeugung, dass Otologie, Rhinologie und Laryngologie in der Praxis sowie im Lehramt zusammengehören, erörtern wollte. Ich habe sie in einem gedruckten Vortrage[1]) ausführlich dargestellt und ihnen auch dadurch praktische Folge gegeben, dass ich die von mir seit 1895 geleitete „Zeitschrift für Ohrenheilkunde" 1907 zur „Zeitschrift für Ohrenheilkunde und die Krankheiten der Luftwege" erweiterte.

Mein Blockhaus in Falkenstein.

Die Absage nach Frankfurt habe ich auch nicht bereut, als ich am 13. Oktober desselben Jahres einer Einladung zur Eröffnungsfeier des prachtvollen neuen Senckenbergischen Museums folgte und dabei die mächtigen Fortschritte genauer kennen lernte, die seit meinem Weggang nach Rostock Naturwissenschaften und Heilkunde in Frankfurt gemacht hatten. Die alten Beziehungen zu meiner früheren Wirkungsstätte wurden durch diese Ereignisse wieder lebhaft von mir aufgenommen und befestigt: ich besuchte Frankfurt häufiger als in den Jahren zuvor und verbrachte mit Frau und Kindern einen Teil der nächsten Ferien in dem benachbarten Falkenstein, wo ich nun die Erinnerung an meine Jugendzeit (s. S. 25 u. 49) pflegte und den heranwachsenden Töchtern die Stätten zeigte, an denen ihre Grosseltern gelebt und ihre Eltern sich gefunden hatten. Die Sehnsucht, mich hier wieder anzubauen, regte sich mächtig und fand den vollen Beifall von Frau und Kindern. Freilich kamen mir Bedenken, ob es richtig wäre, durch eine solche Heimstätte mich und die Meinen an Falkenstein zu fesseln und andere Ferienreisen zu unterlassen oder einzuschränken. Aber ich durfte das wohl tun, da meine Kinder bereits Rügen, Helgoland, den Harz, Oberbayern und die Schweiz kannten, und da ich allmählich mit meiner Frau zur Überzeugung gekommen war, dass eine wirkliche Erholung nicht durch Reisen in immer neue Umgebungen, sondern durch die regelmässige Einkehr in ein eigenes Heim mit lieb gewordener Umgebung erreicht wird, wo man sich bei schlechtem Wetter, das manche

---

[1]) Die Arbeitsteilung in der Heilkunde, Wiesbaden, J. F. Bergmanns Verlag, 1908.

grosse Ferienreise verdirbt, behaglich in seine kleine Bibliothek oder zu einer längst geplanten Arbeit flüchten kann, die sich ohne grosse Zurüstung erledigen lässt. Wollten wir ganz unabhängig sein, so mussten wir das Häuschen sehr klein nach Art der schwedischen Blockhäuser bauen lassen und auf das Mitnehmen von Dienstboten verzichten. Wir konnten ja mittags im Gasthause gut und billig essen und uns Frühstück und Abendessen zuhause selber bereiten, da in Falkenstein das Kochen mit Elektrizität möglich ist und eine Quellwasserleitung zur Verfügung steht. Ich kaufte also ein reizend gelegenes Grundstück.

Das Häuschen wurde im Herbst 1909 errichtet und 1910 zum ersten Male bezogen. Die Wiese, auf der es steht, liegt nördlich vom Dorfe am Ausgange des schönen Reichenbachtals, das vom kleinen Feldberg gegen Königstein herabzieht. Nach Süden liegt der Falkensteiner Berg mit seiner Burg, und im Westen erhebt sich aus dem Wiesengrunde die Königsteiner Höhe mit dem Städtchen und der Festungsruine. Den Abschluss dahinter bildet die Bergkette, die vom Romberg, Steinkopf und Eichkopf bis zum Rossert hinzieht.

Was meine Frau und ich von diesem Ferienheim gehofft, hat sich in reichem Masse erfüllt; es hat uns auch frisch erhalten, als uns nach der silbernen Hochzeit am 28. Mai 1912 klar geworden war, dass unser Lebensweg nun abwärts führte.

So klein das Häuschen ist, so haben wir doch auch ein Gastzimmerchen darin, und an Gästen hat es uns nicht gefehlt. Es dauerte nicht lange, da erwachten dort wieder meine zoologischen und botanischen Liebhabereien aus der Jugendzeit, und sorgfältig habe ich gesucht, ob die seltenen Kinder Floras, die mich früher entzückt hatten, und die seltenen Tiere noch an denselben Orten anzutreffen wären. Jedes Wiederfinden wurde in unserer „Falkensteiner Chronik" ebenso sorgfältig verzeichnet, wie die Arten der Vögel, die sich auf der Wiese und in den jungen Fichten am Häuschen sehen liessen, und wie die menschlichen Besucher und sonstigen Ereignisse.

So konnte ich denn wie mein grosser Landsmann sagen:

> Ich gehe meinen alten Gang
> Meine liebe Wiese lang,
> Tauche mich in die Sonne früh,
> Bad' ab im Monde des Tages Müh.

Zusatz bei der Korrektur. Nachdem die französische Besatzung mein Häuschen ruiniert hatte, habe ich es 1920 verkauft.

Mein Rektorat. Kaiser Wilhelm II. in der Rostocker Universität.

Wohl jeder akademische Lehrer strebt danach, einmal die höchste Stellung in der Universität, das Rektorat, zu erlangen. Für mich hatte dies Sehnen eine besondere Bedeutung, weil noch an keiner Universität ein Vertreter meiner Fächer Rektor gewesen war. Darum begrüssten die Fachgenossen meine Wahl zu diesem Ehrenamte am 1. März 1913 mit fast ebenso grosser Freude wie ich selber. Als dann noch acht Tage später der Grossherzog mich zum Geheimen Medizinalrat ernannte, hatte ich an äusseren Ehren fast alles erreicht, was dem deutschen Gelehrten zugänglich ist.

Das Amtsjahr des Rektors beginnt in Rostock am 1. Juli. Da aber mein Vorgänger um Ostern einem Rufe an eine andere Universität folgte, musste ich das Rektorat schon am 1. April antreten und habe es also fünfviertel Jahre innegehabt.

Über die Anforderungen, die an den Rektor einer deutschen Universität gestellt werden, haben sogar Leute, die dem Universitätswesen nahe stehen, oft keine richtige Vorstellung. Selbst mancher Professor würde die Wahl zum Rektor wohl ablehnen, wenn er sich klar machte, wie viele und vielseitige Anforderungen das Amt an ihn stellen wird. Das alteingefahrene Geleise des Universitätswesens verträgt wohl auch einmal einen weltfremden und geschäftsunkundigen Rektor; aber Freude an diesem Amt kann nur haben, wem Verwaltungssachen nicht ganz fremd sind, denn die Aufgabe, die er zu erfüllen hat, ist die Vertretung der Universität gegenüber dem Ministerium und in der Öffentlichkeit und die Leitung aller ihrer Geschäfte.

Die Geschäftsleitung bietet mancherlei Schwierigkeiten allgemeiner und persönlicher Art, namentlich wenn, wie in Rostock, die Universität die umständliche Konzils- und nicht die einfachere Senatsverfassung hat. Die Vielköpfigkeit des Konzils, d. i. der Versammlung aller Ordinarien, erschwert dem Rektor die Durchführung jeder Verhandlung und die Herbeiführung jedes Beschlusses. Um die Verhandlungen schnell und gut zum Ziele zu führen, muss er jede Sache genauer kennen als alle Konziliaren, und darum viele Zeit auf das Aktenstudium verwenden. Dazu kommt, dass er schon in ruhigen, durch keinerlei ungewöhnliche Ereignisse gestörten Zeiten sehr oft genötigt ist, öffentlich zu reden; so bei den grossen Immatrikulationsterminen, bei den Festen der Universität und der studentischen Korporationen, bei Familienfesten im Lehrkörper, bei Todesfällen von Universitätsangehörigen — ich musste dreimal am Sarge von Kollegen sprechen — und bei Einführungen neuer Mitglieder des Lehrkörpers.

Wem es, wie mir, die Musen versagt haben, aus dem Stegreife gut zu sprechen, der bedarf für jede Rede einer gründlichen Vorbereitung. Und wenn er eine der vielen Ansprachen zu halten hat, die im Getriebe der Universität alljährlich vorkommen, so muss er sorgsam darauf achten, nicht wieder dasselbe zu sagen, wie sein Amtsvorgänger. Da ich infolge meiner $^5/_4$ jährigen Amtsdauer zweimal bei der Sonnenwendfeier zum Andenken Bismarcks und ausserdem auf einem Kommerse zu Bismarcks Geburtstag reden musste, war es mir nicht leicht, jedesmal in Form und Inhalt Neues vorzubringen. Ich hatte mir zum Grundsatz gemacht, im freien Sprechen mich streng an das Vorbereitete zu halten, denn wer dabei, momentanen Eingebungen folgend, von dem festen Gedankengang abweicht, kann gar leicht den Faden verlieren.

Eine andere Aufgabe des Rektors ist die Repräsentation der Universität bei öffentlichen Feiern der verschiedensten Art, die in der Stadt vorkommen, so bei Versammlungen und Kongressen, die daselbst tagen, bei Besuchen des Landesherrn, deren vier in mein Rektorat fielen, und dergleichen mehr. Schliesslich liegt dem Rektor die Ehrenpflicht ob, ein grosses Fest zu geben, wozu ausser dem Lehrkörper mit seinen Damen zahlreiche Vertreter der Studierenden und die Spitzen der Behörden eingeladen werden, ein Fest, das, wenn es gut gelingt, auch seiner Familie eine hübsche Erinnerung für das ganze Leben bleibt. Wir hatten die Freude, unsere drei Töchter dabei um uns zu haben. Die älteste, Emma, weilte noch bei uns, und die beiden anderen waren aus Frankfurt a. M. gekommen, wo Helene sich in der Krankenpflege und Clara in der Musik ausbildete. Emmas Hochzeit mit dem Marine-Stabsarzt Dr. Kobert, einem Neffen des Rostocker Pharmakologen, am 5. Juni 1914, fiel noch in meine Rektoratszeit und wurde dadurch auch zu einem Universitätsfeste.

Die wichtigsten Feste für den Rostocker Rektor sind seine Amtseinführung am 1. Juli und das Erinnerungsfest an den Grossherzog Friedrich Franz II., den Erneuerer der Universität, am 28. Februar. Beide Male werden dazu die Spitzen der Behörden und andere Gäste geladen, der Lehrkörper erscheint im Talar, und die feierliche Handlung vollzieht sich in der Rostocker Aula fast genau in derselben Weise, wie sie Gustav Freytag in der „verlorenen Handschrift" nach Erlebnissen an einer ungenannten Universität beschrieben hat. Den Höhepunkt bildet jedesmal eine Rede des Rektors.

Meine Antrittsrede behandelte die viel besprochene Frage: „Brauchen wir neue Universitäten[1]?" Das Zustandekommen der Universität Frank-

---

[1] Rostock, Carl Boldtsche Hofbuchdruckerei, 1913.

furt a. M. war damals schon gesichert, und die Errichtung von Universitäten in Hamburg und in Dresden wurde eifrig betrieben. In den Zeitungen, in Gutachten und Flugschriften wurde sehr lebhaft erörtert, was für und wider solche Neugründungen zu sagen war. Ich trat mit aller Bestimmtheit für ihre Notwendigkeit ein und suchte die Andersgläubigen, namentlich den Leipziger Nationalökonomen B ü c h e r, mit wissenschaftlichen, ethischen und nationalen Gründen zu widerlegen. Die Freunde der geplanten Neugründungen nahmen meine Rede sehr günstig auf und brachten sie wiederholt zum Abdruck in Zeitungen und Abhandlungen. Der Dresdener Oberbürgermeister B e u t l e r dankte mir in einer eingehenden Zuschrift. Durch ihn hatte ich auch ein Exemplar der Rede an den Verfasser einer Broschüre zugunsten der Dresdener Gründung senden lassen, der sich unter dem Pseudonym „Philacademicus" verborgen hatte. Dieser enthüllte sich nun in einem Dankschreiben an mich als der ehemalige sächsische Universitätsdezernent, Exzellenz W ä n t i g, der einst die nachträglich gescheiterten Leipziger Berufungsverhandlungen im Dresdener Ministerium mit mir geführt hatte. Aus seinem Briefe ersah ich auch mit Freude, dass er den Grund für meine Absage nach Leipzig richtig verstanden und gewürdigt hatte.

Das Thema meiner eigentlichen Rektoratsrede am 28. Februar 1914 lautete: „Geist und Methode der Natur- und Krankheitsbeobachtung im griechischen Altertum" und bildete einen Beitrag zur Würdigung der humanistischen Vorbildung für den ärztlichen Stand[1]. Diese Rede trug mir den Dank nicht nur der Altphilologen, sondern auch vieler Naturforscher und Ärzte ein.

Zu den gewöhnlichen Aufgaben des Rektors gehört auch die Teilnahme an der alljährlichen Rektorenkonferenz in Halle, bei der ich manchen hervorragenden Gelehrten kennen lernte.

Ich komme nun zu den ungewöhnlichen Arbeiten in meinem Rektorate. Nicht weniger als sechs umfangreiche Satzungsänderungen hatte ich im Konzil zur Beschlussfassung und beim Ministerium zur Genehmigung zu bringen, Arbeiten, die zum Teil schon seit Jahren begonnen, aber in den beiden letzten Rektoraten nicht gefördert worden waren und nun endlich aufgearbeitet werden mussten. Vor allem handelte es sich um eine Reform unserer Konzilsverfassung, die den Geschäftsgang in mancher Hinsicht vereinfachen und beschleunigen sollte. Dann kam eine Vermehrung der Rechte der ausserordentlichen Professoren zustande; sie durften nunmehr ohne Ausnahme an der Rektorwahl teilnehmen, und den engeren Fakultäten wurde je einer von ihnen zugesellt. Für die Privatdozenten setzte ich durch,

---

[1] Rostock, Carl Boldtsche Hofbuchdruckerei, 1914.

dass auch sie bei den Universitätsfesten in der Aula einen Talar tragen durften, was nach meiner Auffassung aus ästhetischen Gründen unerlässlich war. Endlich galt es, neue Ordnungen für das Archiv, für das Kolleggelderwesen und für die Quästurgeschäfte, z. T. unter schweren Kämpfen, durchzusetzen. Auch Zerwürfnisse innerhalb des Lehrkörpers hatte ich zweimal zu schlichten.

Waren schon diese ungewöhnlichen Arbeiten zahlreich und gross, so wurden sie noch übertroffen durch die ungewöhnlichen Feste. Eines dieser Feste ging mich sowohl als Rektor wie als Fachprofessor an: die Jahresversammlung der Niederdeutschen Ohren-, Nasen- und Kehlkopfärzte am 9. und 10. Mai 1914. Ihr wissenschaftlicher Teil spielte sich in meiner Klinik ab, und ich konnte den Kollegen u. a. einige Krankheitsfälle vorführen, wie sie noch keiner von ihnen gesehen hatte. Der gesellige Teil begann am Abend mit einer Dampferfahrt nach Warnemünde, wo wir nach fröhlicher Tafel übernachteten, um am nächsten Morgen durch die herrlichen Waldungen der Rostocker Heide zu wandern.

Zu einem schönen Universitätsfeste gestaltete sich eine Zusammenkunft der Lehrkörper von Rostock und Greifswald nebst ihren Damen in Stralsund. Die mittelalterlichen Bauwerke und Altertümer dieser schönen Stadt, darunter der berühmte Goldfund von Hiddensee, wurden unter Führung der Greifswalder Kollegen besichtigt, und der gesellige Teil des Festes in Altefähr auf Rügen fröhlich abgehalten. Schon 1901 hatte ein gleiches Verbrüderungsfest stattgefunden, war jedoch von Rostock aus so spärlich besucht worden, dass man 12 Jahre lang keine Wiederholung gewagt hatte. Meine persönliche Bekanntschaft mit dem Greifswalder Rektor gab mir den Mut, die Sache wieder anzuregen, und sie gelang nun zur beiderseitigen Befriedigung.

Am 28. Februar 1913 hatten wir die 100jährigen Erinnerungsfeiern an die Freiheitskriege durch einen allgemeinen Universitätsfestakt eingeleitet, und in meinem Rektorate folgten einige Erinnerungsfeiern innerhalb der studentischen Korporationen. Zu der hierdurch gehobenen patriotischen Stimmung und dem Gefühl des Stolzes auf das in 100 Jahren zur Weltmacht erhobene geeinigte Deutschland gesellten sich freilich bei manchem schwere Zukunftssorgen; am Balkan waren drohende Wolken aufgestiegen, im Auslande wurden wir Deutsche gehasst, verleumdet und bedroht, und der lärmende Chauvinismus der Alldeutschen, der auch in einen Teil der Studentenschaft hineingetragen worden war, machte den Ruhigdenkenden ernste Sorgen. Gern hätte ich, wenn ein Erfolg davon zu hoffen gewesen wäre, diesen jungen Kommilitonen Felix Dahns Mahnung zugerufen:

Wir schrei'n zuviel „Victoria",
„Hurrah" und „Kling-Klang-Gloria",
Wir feiern zuviel Feste.
Einst trieben anders wir das Spiel:
Wir sprachen wenig, taten viel —
Und d i e Art war die beste!

Zur gleichen Zeit hatte der schroffste Militarismus sein Haupt mehr als je erhoben. Der Zaberner Konflikt zwischen Militär und Zivil rüttelte auch die Gleichgültigen auf, und in Rostock spielten sich Dinge ab, die ernst zu denken gaben. Ein Stabsoffizier, der als Vertreter des Rostocker Regiments einem Studenten-Kommerse beiwohnte, donnerte in einer Rede gegen die Parlamente, ohne zu bedenken, dass politisches Hervortreten der Offiziere streng verpönt war, und ohne zu merken, dass er sich in schroffen Widerspruch zum Grossherzog setzte, der eifrig bemüht war, in Mecklenburg eine parlamentarische Verfassung einzuführen. Der Oberst des Regiments führte Konflikte mit den Sozialisten herbei und suchte im Verein mit einem Generalleutnant z. D. den Kriegerstand gesellschaftlich über Staats- und Stadtbehörden und über die Universität zu setzen. Es hatte nämlich in Rostock seit vielen Jahren die Sitte bestanden, dass bei den Geburtstagen des Kaisers und des Grossherzogs von der Stadt, den Gerichten, der Universität und der Garnison zu einem Festessen aufgefordert wurde. Vorsitz und Festrede waren dabei abwechselnd dem „worthaltenden", d. h. geschäftsführenden Bürgermeister, dem Präsidenten des Oberlandesgerichts, dem Rektor der Universität und dem Oberst des 90. Regiments zugefallen. Nun wurde auf einmal die Forderung erhoben, Vorsitz und Rede dem Höchsten im Range, einem Generalleutnant z. D., zu übertragen, und die Spitzen der einladenden aktiven Behörden sollten an der Tafel unter den pensionierten Offizieren von höherem Rang sitzen. Natürlich liessen wir uns das nicht bieten, und es entwickelte sich ein langer Streit, den wir energisch und schliesslich mit vollem Erfolge durchführten. Für mich war der Lohn für diesen Sieg, dass ich mit Vorsitz und Festrede sowohl an des Kaisers wie auch an des Grossherzogs Geburtstag betraut wurde.

Indessen erschien am 16. Juni 1913 das 25 jährige Regierungsjubiläum Kaiser W i l h e l m s II. wie eine Bürgschaft dauernden Friedens. An diesem Feste beteiligten sich alle deutschen Universitäten, indem sie durch ihre Rektoren dem Kaiser eine Tabula gratulatoria, geschmückt mit den 21 goldenen Universitätssiegeln, überreichen liessen. So durfte auch ich an den prunkvollen Festlichkeiten in Berlin teilnehmen.

Am Vorabend hatte uns der Berliner Rektor zu Tisch geladen. Am Festtage nahmen wir an der grossen Gratulationskur im Schlosse teil. Dort war ich sehr frühzeitig eingetroffen und konnte mir ungehindert viele der prächtigen Säle ansehen und die allmählich eintreffenden Festteilnehmer mustern. Bald füllten sich die Räume gewaltig, und die abenteuerlichsten Uniformen und Hoftrachten erschienen. Mich fesselte mancher Rektortalar durch seine Pracht und Altertümlichkeit. Unter den goldenen Amtsketten der Rektoren war die schlichte Rostocker ohne Zweifel die schönste und wurde viel bewundert. Prachtvoll erschienen die Talare der Senatoren der Kaiser Wilhelms-Akademie aus orangegelbem Atlas mit dunkelblauer Samtverbrämung. Eine merkwürdige Figur inmitten dieses Glanzes bildete der sehr populäre alte Feldmarschall von Haeseler in schäbiger Ulanenuniform, mit struppigen, seit langer Zeit nicht mehr geschnittenen Haaren und unglaublich krummen wackligen Beinen, die in abgeschabten Reiterstiefeln staken. Unter den goldenen Amtsketten der Bürgermeister fiel besonders die der Stadt Wiesbaden auf. Vorn trug sie einen kolossalen Kasten, der das Tor eines römischen Kastells mit den flankierenden Türmen darstellte, und, um ein Gegengewicht dafür zu bilden, hing ein ähnlicher Kasten hinten zwischen den Schultern des Mannes, der diese „goldene Last zu andern Lasten tragen" musste. — Es dauerte sehr lange, bis wir in dem unabsehbaren Zuge vor dem Kaiser erschienen, der, im Kreise seiner Familie stehend, eine kurze Ansprache des Berliner Rektors mit freundlichen Worten erwiderte. Darauf zogen wir Rektoren an der Spitze des Berliner Lehrkörpers in die Aula zur Universitätsfeier, bei welcher der Historiker Hintze die Rede hielt. Dann wurden wir photographiert, und dieses wohlgelungene Rektoren-Gruppenbild lief alsbald durch fast alle illustrierten Blätter des In- und Auslandes. Schade, dass es nicht die Farben unserer Amtstrachten zur Anschauung brachte! Es wäre zu wünschen, dass diese altertümliche Pracht einmal in einem gut illustrierten Werke der Nachwelt erhalten würde. — Am Abend wohnten wir einer Gala-Vorstellung im Opernhause mit allen versammelten Fürstlichkeiten bei, und am nächsten Tage fand ein Prunkmahl im Schlosse statt, an dem ich leider nicht teilnehmen konnte, weil mich dringende Amtsgeschäfte nach Rostock riefen.

Am 9.—10. August 1913 sollte das 125 jährige Jubiläum des 90. Regiments in Rostock gefeiert werden. Als es lautbar wurde, dass der Kaiser an diesem Feste teilnehmen wollte, benutzte ich eine Audienz beim Grossherzog, um ihn zu bitten, den Kaiser zu einem Besuche der Universität zu bewegen. Der Grossherzog war gern dazu bereit, und so hat denn unsere Alma mater auch einmal, wenn auch erst im 495. Jahre ihres Bestehens, einen deutschen Kaiser in ihren Räumen begrüsst.

Das Regimentsjubiläum, zu dem Rektor und Dekane zugezogen waren, begann am 9. August. Am 10. kam der Kaiser und widmete einen verhältnismässig grossen Teil der wenigen Stunden seines Aufenthaltes in Begleitung des Grossherzoges dem Besuche der Universität. Am Eingange hatte ich mich mit den Dekanen aufgestellt. Nach meiner Vorstellung durch den Grossherzog geleitete ich Seine Majestät in die Aula, wo der Lehrkörper, die Assistenten und die Vertreter der Studentenschaft versammelt waren, und hielt folgende Begrüssungsrede:

„Eurer Majestät danken Lehrkörper und Studentenschaft der Rostocker Universität aus tief bewegtem Herzen für die Gnade Allerhöchst Ihres Besuches. Wir verleihen unserm Danke Ausdruck, indem wir Eure Majestät bitten, die ältesten und wertvollsten Schätze unseres Archivs und unserer Bibliothek in Augenschein nehmen zu wollen. Unsere Hochschule, die drittälteste im Deutschen Reiche, wurde 1419 von den Herzögen Johann III. und Albrecht V. begründet, und wird, so Gott will, in sechs Jahren ihr 500 jähriges Jubiläum feiern. Ein glänzender Anfang war ihr beschieden: fast zwei Jahrhunderte lang war sie das Bildungszentrum des Nordens, und scharenweise strömten ihr die Schüler zu aus den Hansastädten Lübeck, Wismar und Stralsund, aus Kurland und Livland, aus Schweden, Norwegen und Dänemark. Dann hatte sie jahrhundertelang schwere Zeiten innerer Kämpfe und äusserer Bedrängung zu überstehen, bis sie, 1867 durch den Grossherzog Friedrich Franz II. reorganisiert und neu dotiert, in dieses Haus einziehen durfte, und von neuem zu wachsen und zu blühen begann. In den 25 Jahren des durch Eure Majestät ehrenvoll aufrecht erhaltenen Friedens ist ihre Studentenzahl von 340 auf 1005 gestiegen. Denn die Zeiten des Friedens sind die mächtige Grundlage für das Gedeihen der Wissenschaft. Und die Friedensarbeit unserer Universitäten weckt Ideale und schafft sittliche Werte, und dadurch erzieht sie zwar keine kriegslustige, aber eine kriegsstarke Jugend. Die Geschichte bezeugt es, dass gerade unseren Hochschulen im Norden und Osten ein gewaltiger Anteil zukam an der glorreichen Erhebung unseres Volkes vor hundert Jahren. Damals haben Angehörige unserer Universität ihrem Landesherrn Beistand geleistet, als er es als zweiter unter den deutschen Fürsten wagte, sich von dem fremden Usurpator loszusagen und sich dem preussischen Könige an die Seite zu stellen. Und in den Julitagen des 70er Jahres hat die Rostocker Universität im Verhältnis zur Zahl ihrer Studenten unter allen Hochschulen die meisten Kämpfer, Ärzte und Krankenpfleger ins Feld geschickt. Darum möge man es ihr auch gönnen, dass sie heute in ihrer Aula huldigen darf dem deutschen Kaiser, dem starken Hüter des Friedens, dem mächtigen Schirmherrn der Wissenschaft. Seine Majestät Wilhelm II., unser allergnädigster Kaiser und Herr, lebe hoch!"

Der Kaiser erwiderte das Folgende:

„Ich bitte Sie, Meinen herzlichsten Dank entgegenzunehmen für die freundliche Begrüssung seitens des Herrn Rektors und der Herrn Professoren und Studenten. Ich freue Mich ausserordentlich, den Fuss in die Aula dieser würdigen Universität haben setzen zu können, deren Geschichte Sie eben so vortrefflich skizziert haben. Wir haben gerade jetzt hundert Jahre hinter uns seit der Zeit, als die Wiedergeburt und Wiedergenesung des Volkes Preussens und des ganzen deutschen Volkes einsetzte, das den Fuss des korsischen Eroberers von seinem Nacken abschüttelte. Bei der aufblühenden Begeisterung, die damals das ganze Volk ergriff, war die studentische Jugend in erster Reihe, und ich hoffe, dass dieser Geist auch heute noch lebendig ist. Wenn wir an jene Zeit zurückdenken, treten vor allem zwei Bilder vor unser Auge, das des grossen Feldmarschalls, dessen Standbild hier vor der Universität steht, und das Bild der Königin Luise. Warum? Ich glaube, der Grund ist der, weil beide, die hochselige Königin, eine mecklenburgische Prinzessin, und der Feldmarschall Gebhard Leberecht von Blücher die einzigen waren, die damals, als unser Vaterland zusammenbrach unter der Übermacht des Korsen, nie daran gezweifelt haben, dass er zu Fall zu bringen sei. Die Königin ist mit der Hoffnung gestorben, der Feldmarschall hat die Hoffnung in Wirklichkeit übersetzt. Wir wissen, dass er der Träger und die Seele der Bewegung war, dass er immer von dem einen Gedanken beseelt war, den Korsen niederzuwerfen, der Deutschland so gedemütigt hatte. Diese Bilder möge unsere Jugend immer vor Augen haben, und wenn sie sich auch in die klaren Gewässer der Wissenschaft vertieft, soll sie doch auch den Blick auf die Gegenwart richten können. Rostock liegt nicht weit von der See, und der Blick über das Wasser auf die allgemeine Weltgeschichte schärft unser Auge für die Aufgaben der Gegenwart. Das mögen die Herrn den jungen Studenten zu Gemüte führen. Wir brauchen Männer für unsere Zeit. Dazu möge Gott seinen Segen geben."

So lange ich sprach, hatte der Kaiser seinen Blick fest auf mich gerichtet und manche Wendung mit zustimmendem Kopfnicken begleitet. Diese Aufmerksamkeit des Hörers regte mich an, lebhaft und ausdrucksvoll zu sprechen, geradeso wie ein aufmerksames Auditorium von Studenten den Lehrer zur höchstmöglichen Leistung anspornt. Viele Anwesende meinten, der Wortlaut meiner Ansprache müsste dem Kaiser vorher bekannt gewesen sein, weil er in fliessender Sprache an das eben Gehörte anknüpfte, aber niemand hatte vorher erfahren, was ich sagen wollte.

Ich habe die beiden Reden im Wortlaute mitgeteilt, weil in ihnen, ohne Absicht der Redner, die ernste Stimmung der Zeit zum Ausdruck gekommen ist. Die französische Presse nahm sogleich Anstoss an der Bezeichnung Napoleons als des „Korsen", weil sie glaubte, der Kaiser habe damit auf die niedrige Herkunft dieses Gewaltigen hinweisen wollen.

Nach Vorstellung der Professoren besichtigte der Kaiser die im Konzilzimmer ausgelegten Urkunden über die Begründung und die weiteren Entwicklungsphasen der Universität, sowie Schätze der Bibliothek. Inzwischen hatten sich die Vertreter der Studentenschaft am Portal aufgestellt. Als der Kaiser das Haus verliess, brachten sie ein Hoch auf ihn aus. — Nach der Feier wurde ich zur Kaiserlichen und Grossherzoglichen Tafel gezogen. Als sich der Kaiser nach aufgehobener Tafel verabschiedete, rief er mir zu: Vivat academia!

Zur Erinnerung an diesen Tag schmücken nunmehr zwei wohlgelungene vergrösserte Momentaufnahmen, welche den Abschied seiner Majestät von mir am Portale der Universität darstellen, unser bescheidenes Rektorzimmer. Eine Folge des Kaiserbesuchs war die Verleihung des preussischen Kronenordens II. Klasse an mich, was eine grosse Auszeichnung für die Universität war, da der Oberst des gefeierten Regiments und der Bürgermeister nur die III. Klasse erhielten.

Auch noch ein drittes Mal sollte ich dem Kaiser während meines Rektorates begegnen. Ich wurde mit den übrigen Rektoren und den Bibliotheksdirektoren der Universitäten auf den 22. März 1914 zur Einweihung des Neubaues für die Königliche Akademie der Wissenschaften und die Königliche Bibliothek in Berlin eingeladen. Wiederum entfaltete sich dort der höchste fürstliche Prunk. Ausser deutschen Fürstlichkeiten war das rumänische Kronprinzenpaar zugegen, und der Kaiser führte freudestrahlend die schöne Kronprinzessin, nicht ahnend, welche Schlange er am Busen nährte. In Anschluss an die Feier wurde uns Gästen vom Kultusminister ein Frühstück im „Kaiserhof" gegeben.

Noch zwei andere Feste aussergewöhnlicher Art hätte ich im Rektorat mitfeiern können. Bei dem 300 jährigen Jubiläum der Universität Groningen hatte ich mich leider vom Prorektor vertreten lassen müssen, weil zur gleichen Zeit die offizielle Feier meines Amtsantritts stattfand, und einer Einladung zur Eröffnung der neuen Universitätsgebäude in Zürich konnte ich aus persönlichen Gründen nicht Folge leisten.

Als ich am 1. Juli 1914 meinen Nachfolger mit der goldenen Kette schmückte, durfte ich dankbar auf mein Rektorat zurückschauen, denn es war das reichste an Arbeit und an Festen gewesen, das unserer Universität in 495 Jahren zuteil geworden war, und die Zahl der Studierenden hatte in ihm zum ersten Male 1000 überschritten.

Vier Wochen später brach der Weltkrieg aus.

Namensregister.

Irving 58.

Jacobsohn 121.
Jansen 108, 121.
Joachim 92.
Joessel 38, 43.
Johann Albrecht, Herzog 118.
Jolly 38, 45.
Jordan 92.

Keane 56, 68.
Keim 82.
Kessler 66.
Killian 108.
Kirchner 22.
Kobelt 93.
Kobert, H. U. 38, 129.
Kobert, Rudolf 38.
Koch 49, 89, 93.
Köllreutter 108.
König 106.
Körner, Clara 81, 129.
— Elise 3, 4, 5, 25, 26, 28,
    48, 77.
— Emma 81, 129.
— Ferdinand 3, 8.
— Helene 81, 129.
— Henriette 3.
— Johann Jakob 2.
— Johann Nikolaus 1.
— Katharina 3.
— Karl 6.
— Maximilian 2, 8.
— Rudolf 6, 8.
— Theodor 3.
— Wilhelm 3.
Kohts 38, 43.
Kossel, A. 38.
Kräpelin 90.
Külz 34, 37, 99, 100.
Kümmel 55, 121, 124.
Kuhn 38, 45, 53, 55, 117.
Kussmaul 38, 39, 53, 54, 72,
    74, 85, 100.
Kuthe 52, 79.

Lane 70.
Laquer 79, 103.
Laqueur 38, 45.
Lauer 52.
Lautenschläger 108.
Lemcke 101, 107, 109.

Leutwein 52.
Lichtwark 16.
Lieberkühn 33, 34, 99.
Liechtenstern, von 51.
Lister 70.
Löffler 84.
Löwenberg 71.
Lucae, August 66, 98, 116, 120.
Lucae, Gustav 45, 94.
Lücke 38, 42, 43.
Luise, Königin 135.
Luther 22.

Maass 50.
Macewen 70.
Mackenzie (Edinburg) 65, 68.
Mackenzie (London) 68, 73,
    74, 85.
Manasse 55.
Mannkopff 37.
Manz 51.
Markus 79.
Martius 107.
Melde 34.
Merck 40.
Mering, von 38, 45, 54.
Micyllus 12.
Moldenhauer 112.
Moltke 20.
Mommsen, Theodor 19.
Mommsen, Tycho 13, 19.
Morgenstern 16.
Moos 98, 100, 111, 112.
Muck 108.
Müffling, von 120.
Mühlenbruch 115, 117.
Müller 33.
Mygind 105.

Nasse 35.
Nesen 12.
Nishiyama 46.
Noll 14, 17, 24, 34, 84, 93.
Noorden, von 44, 101.

Oppel 21.
Oppenheim 92, 119.
Ord 71.
Ostmann 111.

Passavant 78.
Passow 111, 121, 124.

Pfeiffer 53.
Plimpton 56, 70.
Politzer 98.
Preysing 108.

Recklinghausen, von 38, 39.
Reeves 58.
Rein 30.
Rettich 105.
Richters 93.
Riedel 97.
Riehl (Dermatologe) 113.
Riehl (Kulturhistoriker) 12.
Riese 18.
Ritter (Geograph) 13.
Ritter (Kristallograph) 94.
Rödiger 24, 46, 80.
Rösel von Rosenhof 1.
Rosenbach 75.
Roser 37.
Rothschild 81.
Roux 93.
Rumpf 18.

Saalmüller 94.
Sarasate 58.
Schiff, Hugo 24.
Schiff, Moritz 24.
Schlosser 13.
Schmiedeberg 38, 39, 40, 65.
Schmidt, Adolf 6, 25, 46.
Schmidt, Georg 10.
Schmidt, Max 1, 10, 65, 120.
Schmidt, Moritz 25, 28, 48, 52,
    56, 72, 74, 75, 77, 85.
Schmidt-Rimpler 37.
Schönemann 20.
Schröder, von 38, 40.
Schumann 92.
Schwartze 91, 94, 98, 110, 116.
Schwarzschild 81.
Schwenk 78.
Scott 64.
Seidel 8, 27.
Semon 68, 70, 71, 73, 74, 75.
Shakespeare 57, 64.
Siebenmann 111.
Simon 106,
Sioli 82.
Solms-Braunfels, Fürst von 83.
Sonnenburg 38, 45.
Spiess 79.